岡田尊司

社交不安障害

理解と改善のためのプログラム

GS
幻冬舎新書
534

はじめに
人前で話すのや社交が苦手な人のために

人前で話すのが苦手、緊張して上がってしまう、自然に人付き合いができず、社交をつい避けてしまうという状態は、「社交不安障害」と呼ばれ、もっとも頻度の高い精神的な困りごとの一つである。

有病率が一割を上回っているという海外のデータがあるが、奥ゆかしさや遠慮が重視され、シャイな人が多い日本では、もっと多いかもしれない。

しかし、自己アピールやプレゼンテーションが重視される今日の社会では、「沈黙は金なり」というわけにはいかなくなっており、人前で気軽にしゃべったり、連絡し合ったりすることを避けていたのでは、活躍のチャンスが大幅に減ってしまう。

仕事のためにどうにかやっているという人や、プレゼンや会議の度に、命が縮むような不安とストレスを感じ、綱渡りのような生活をしているという人も少なくない。

頭が真っ白になって、立ち往生してしまったらどうしようとか、人前で気持ち悪くなって嘔吐してしまったらどうしようとか、最悪の事態のことばかりを考えて、生きた心地がしないという人もいれば、失敗の恐れから、チャンスがあっても苦手な場面を避け、実力以下の人生に甘んじているという人も増えている。

さらに問題なのは、社交不安障害にともなう自信の低下や萎縮(いしゅく)が、限られた場面だけでなく、生活全般、人生全般に及ぶことも珍しくないということだ。その場合は、「回避性パーソナリティ障害」と呼ばれるが、まるで生まれもった性格のように、消極的な生き方しかできないと本人は思い込んでしまっている。

しかし、実際には、ある出来事をきっかけに社交不安障害になり、それから生き方まで消極的になったということが多いのである。ところが、一旦そうなってしまうと、まるでそれが生まれつきの性格のように勘違いしてしまう。

だが、それは後から身につけてしまった悪い習慣やクセにすぎず、いまから変えていくこともできるのだ。

これまで社交不安障害について書かれた本をみてみると、一般的な解説書や特定の治療理論に基づく改善法、あるいは、みごと障害を克服した著者が自身にとって有効だった方法を紹介するものが多い。一般的な解説書の場合は、社交不安障害についておおよそのことを学ぶには適しているが、実際に改善に取り組もうという場合には具体性に欠ける。

一方、一つの治療理論に基づいて書かれた本は、治療の方法についてもある程度詳しく書かれているが、一般の人が読むには専門的すぎたり、自分で取り組むのにはあまり参考にならなかったりする。

また、どの治療理論にも、それぞれ限界があり、人によって合う、合わないがある。どの方法を使うにしろ、一部の人しか良くならないのが現実なのである。当事者本人による体験記のようなものも、その人には効果的だったが、同じことをすれば良くなるかというと、そうでもないことが多い。

そうした現状を踏まえて、実際に有効な方法はなにかということを重視しつつ、同時に一つの理論や方法に偏らず、各種アプローチのメリットを生かし、また自分で取り組みやすい形にして、一つのプログラムとしてまとめたのが本書である。

このプログラムは、著者が顧問をつとめるカウンセリング・センターで実際に社交不安障害の改善プログラムとして用いられているものを下敷きにしている。

認知行動療法にもっとも重きを置いているが、それ以外の方法も、活用できる点は積極的に取り入れたものとなっている。

実際のカウンセリング・セッションでは、スピーチやロールプレイなどのトレーニングを併用することが多いが、その点も補えるように、家庭や職場でもできるエクササイズを、本文中で紹介しているので（第四章、第六章、第八章、第九章）、そちらも参考にしていただきたい。

あなたを縛っている恐れに打ち勝ち、是非、自分の限界を広げていってほしい。

自分にはできない、自分は苦手だと思っていることのほとんどは、思い込みにすぎないのである。

社交不安障害／目次

DTP・図版　美創

第一章 社交不安障害の要因と経過

社交不安障害を克服する取り組みを、これから始めていくこととしよう。

「敵を知って己を知れば、百戦危うからず」と兵法にもあるが、社交不安障害とはどういうものか、その状態になったとき、自分に何が起きているのかをきちんと知ることが、まず大切だ。この章では、社交不安障害やその状態にある自分に何が起きているのかについて学んでいこう。

社交不安障害とは

人とかかわる場面において、不安や緊張が強いために、社会生活に支障が出る状態のことを社交不安障害と言う。「社会不安障害」という訳語が長く用いられていたので、そちらの方が、なじみがあるという人もいるだろう。

それ以前は、「社会恐怖」や「対人恐怖」といった用語も使われた。やや年配の方だと、「対人恐怖症」という言葉を聞かれたことが多いかもしれない。

ほとんど同じ状態を指すのだが、対人恐怖という用語は、人間そのものを恐れるというニュアンスになるが、実際には人前で話すのが苦手なだけで、それ以外の友人付き合いは普通に楽しめるという人も多いわけで、用語として対人恐怖という言い方は廃れ、適用範囲が広い社会（社交）不安という言い方に変わってきたという経緯がある。

そうしたこともあり、社交不安障害の有病率は高く、アメリカの調査でも七〜十二%とされている。パニック障害や全般性不安障害といった他の不安障害は女性が多いのだが、社交不安障害は、男女差があまりないのが特徴である。

血液型の分布が欧米と東洋とでは異なるように、人種によって不安を感じやすい遺伝子タイプの分布は異なる。東洋人では、不安を感じやすい遺伝子タイプのもち主が欧米よりも大幅に多く、報告されている数字よりも社交不安障害の頻度は高いと思われる。

文化や社会、生活の仕方とも深く関係

当然、文化や社会の影響も受け、日本のように、自己主張よりも遠慮や謙遜を重視するような文化圏の民族では、社交不安の強さは、障害というより美徳だった面もある。ところが、近代化によって生活習慣や社会のあり方が欧米化するとともに、自己主張ということが重視され、価値観自体の急激なシフトが起きることになった。

これまでなら、自己主張が苦手でもむしろ好意的に受け止められていたのが、欠点とみなされるようになり、ついには障害として扱われるようになったのである。

障害かどうかは、生活に著しい支障が出ているかどうかによって判定される。つまり、生活の仕方が変わると、支障が強まったり弱まったりすることになる。それまでさほど問題なく生活していたのに、結婚や就職によって、急に支障が出てくるという場合もある。

社交不安障害の場合、悪化しやすい要因としては、人前でしゃべる機会が増え、そのことに強い負担やプレッシャーを感じるようになったということが多い。

人前でしゃべるのが苦手という以外にも

社交不安障害の症状としてもっとも多いのは、人前でしゃべらなければならないときに緊張して落ち着きがなくなったり、極度に不安になったりするというものだ。「あがり症」と呼ばれたりする。苦手意識をもち、そうした場面を避けようとすることも多い。

特別な場のスピーチだけが苦手という場合から、日常的に友人や家族と話をするのも緊張するというレベルまで幅広い。失敗するのではとか、変に思われるのではといった恐れから、発言したり自分から話しかけたりすることも消極的になりやすい。

次に多いのは、人前で食事をするのが苦手というものだ。緊張のあまり気分が悪くなったり、またそうなるのではないかと不安で、会食を避けようとする。これが高じると、家族と外食することも緊張や不安のため苦痛になり、しなくなってしまう。

俳優の田村正和さんも、人前で食事をするのが苦手で、滅多に会食をしないので有名だが、意外に社交不安障害をおもちなのかもしれない。俳優やスポーツ選手といった、おおぜいの視線にさらされることに慣れているはずの人でも、社交不安障害に悩んでいらっしゃる方は少なくないようだ。俳優の高嶋政伸さんも、撮影の前にすごく緊張し、吐きそうになるという。

『失われた時を求めて』で名高いフランスの作家プルーストも、人前で食事をしないことで知られていた。プルーストの場合は音にも敏感で、コルク張りの部屋に一人こもって暮らしていた。社交を避ける以外にも感覚過敏や同じ行動パターンへのこだわりなどもあり、自閉スペクトラム症（二一ページ参照）がベースにあったと推測される。

また、社交不安障害では視線に対する過敏さや、赤面したり体が震えたりすることに過敏になることも多い。視線に過敏なために、相手と目を合わせるのが苦手で、ぎこちなく目をそらしてしまったり、うつむきがちになったりしがちだ。自分の視線が相手を不快にするのではないかと、心配している場合もある。

社交不安障害と診断されるのは、単なる恥ずかしがりやや引っ込み思案のレベルを超えて、社会生活に支障が出るほどの強い不安をともなう症状が認められる場合だ。

ただ、障害レベルか健常範囲かどうかは、はっきりと線引きできるわけではなく、境界はあいまいだとも言えるし、先にも述べたように、生活の仕方が変わったことにより病気として表面化する場合も多い。たとえば、先ほどの食事の問題にしても、会食をしないでもいいライフスタイルで暮らしていれば、特段支障もないが、仕事で会食が欠かせないという立場に置かれると、大変なストレスを感じることになる。

ワーク あなたの場合、一番困っている症状は、どういうものですか。書いてみてください。

気質的要因（遺伝的要因や発達的要因）

社交不安障害の発症要因として、生まれもった気質もある程度関係している。不安を感じやすい敏感な気質や、行動抑制が強く引っ込み思案で内向的な気質の人は、そうでない人に比べて社交不安障害になりやすいのだが、それだけが要因となるわけではない。

とても積極的な人でも社交不安障害を発症する場合もあるし、普段はおとなしいけれど人前に出て堂々とふるまえる人もいる。社交不安が強かった人が、おおぜいの前で講演をしたり、リーダーとして集団を率いたりするようになったこともある。

もともとの気質もある程度関係するが、どういう生活を送るか、どういう体験をするかによって大きく違ってくるのだ。

社交不安障害で、人前に出ると体が震えたり、顔が真っ赤になってまともにしゃべれなかった人が、営業マンや経営者として成功したり、政治的なリーダーとして活躍したり、中には一国の首相となった人もいる。英国首相ボールドウィンやインド独立の父ガンジーもその一人だ。

遺伝的要因については、身近で血のつながった血縁者に、不安が強く、社交が苦手だった人がいるかを探ると、ある程度、そうした遺伝負因があるかどうかを推定できる。

また、発達的な要因として重要なのは、自閉スペクトラム症（ＡＳＤ）との関係だ。ＡＳＤの傾向があると、感覚が過敏だったり、緊張が強かったり、社会的スキルやコミュニケーションが少しつたなかったり、意識が集中しすぎて周囲が見えなくなったりする。そうした要因のために、社交の場での失敗体験も起こりやすく、社交不安障害にかかるリスクが上がる。

子どもの頃の引っ込み思案

社交不安障害の発症と、もっとも関係があるとされる気質は、「行動抑制」と呼ばれるものだ。行動抑制とは、初めて経験する事態に遭遇すると、固まって何も言えなくなったり、縮こまってしまうことである。

ある程度の行動抑制は正常な反応であり、行動抑制が欠如した脱抑制の方が異常な反応だと言える。実際、脱抑制的な子どもでは、将来、破壊性行動障害や小児の双極性障害（躁うつ病）になるリスクが高まるとされる。

しかし、行動抑制が強すぎることも不安や緊張の強さを示しており、将来的に社交不安の問題を呈しやすいのである。ヒルシュフェルトやベッカーらが、十五年以上にわたって子どもの追跡調査を行ったところ、行動抑制の強い子どもでは十七％が社交不安障害を発症、そうでない子どもにおける割合は五％で、そのリスクは三倍以上となった。

ただ、行動抑制によって単純に決まるというよりも、友達や家族とのかかわりなどによっても影響を受ける。行動抑制があっても、社交不安障害を発症する子どもは二割未満にとどまり、発症しない子の方がはるかに多いのである。

行動抑制が強い引っ込み思案なところを庇おうとして、親が過保護・過干渉になり、社交的なトレーニングの機会を奪ったり否定的な評価を与えたりすると、改善を妨げてしまうことになるだろう。

行動抑制が強い子は、幼いうちは仲間に受け入れられ、居場所を見出しやすいが、年齢が上がるにつれて、なにかとその気質が不利に働きやすい。周りの子どもたちの社会的スキルが高まるにつれ、それについていけず、周囲から取り残され、浮いてしまいやすいのである。そうした体験がネガティブな自己評価につながってしまうと考えられる。

ワーク あなたの場合、遺伝的要因や発達的要因は、どれくらい関係していそうですか。思い当たることを書いてください。

養育要因と体験的要因

社交不安障害の発症には、育ちや体験なども大きくかかわってくる。養育要因としては、過保護、拒否、情緒的温もりの欠如といった親の養育スタイルの問題が挙げられる。過保護な養育は、社会的な体験や訓練の不足の原因になったり、現実対処能力や自信の低下を招いたりしやすいと考えられる。一方、拒否的で、情緒的な温もりに欠けた養育スタイルは、心理的な虐待と言い換えることもできるが、近年、心理的な虐待を受けた人は不安障害になりやすいという事実が注目されている。

心理的虐待を受けた人は、社交不安障害を発症しやすいというだけでなく、虐待の程度がひどいほど障害の程度も重く、通常の認知行動療法や薬物療法に反応しにくいとされる。

発症リスクを高める体験的要因の一つとしてはいじめが挙げられる。社交不安障害では、子どもの頃、いじめを受けたことのある人の比率が、他の不安障害よりも高いのだ。

また、大学生を対象にした調査では、子どもの頃いじめを受けた頻度と、現時点での社交不安の強さが関係していることがわかった。いじめの被害に遭うことにより、人に対する恐怖感を植えつけられるだけでなく、自分は人から嫌われているといった否定的な自己像を形作ってしまうからだと推測されている。

心理的虐待やいじめが背景にある場合には、そうした否定的な体験が自己肯定感や自己像、他者像に影響を及ぼしている可能性がある。つまり、自分のことを否定的にみなしてしまうところがあるとしても、それは本当の自分ではなく、そうした体験によって思い込まされている根拠のない自己像だということだ。

そんなものにとらわれることは、何重にも損ではないか。そうした負の影響から脱することも、社交不安障害の克服には重要となる。

ワーク あなたの場合、発症を助長することになった養育要因や体験的要因として、どんなことがありましたか。それは、現実対処能力や自信、自己像（自分をどんなふうにみているか）に、何か影響を与えているのでしょうか。

発症に至る経過

発症に至る経過は、大きく二つに分けられる。

一つは、もともと恥ずかしがりやで人前で緊張しやすく、一人で何かすることにも不安を感じやすかった人が、何かのきっかけで強い不安や恥ずかしさを感じてしまい、以降、同じような状況に対して不安・緊張が増し、そうした場面に苦手意識をもち、できるだけ避けるようになったという場合だ。過敏な気質があると、環境要因の影響も受けやすく、いじめや学校での否定的な体験を引きずっていることも多い。

もう一つは、もともとは積極的で、人前で話したりすることにも不安やためらいもない方だったのに、思春期、青年期から神経質な傾向が強まったり、プレッシャーの強い状況で人前で話さねばならない機会が増え、失敗体験などから、急に苦手意識をもつようになる場合である。ときには、あまり明白なきっかけもなく、いつとはなしに引っ込み思案な性格に変わったという場合もある。

前者の方が経過も長く、過敏で不安が強い遺伝的気質をもっていることが多いので、苦手意識も根が深いと言える。自信がないだけでなく、より過敏で、話したりするスキルも低いことが多い。難しい課題にいきなり取り組もうとしても、うまくいかず、余計に自信がなくなってしまう。時間をかけてじっくり土台となる能力を高めていくことも必要である。

後者の場合は、少なくともある時期までは苦手意識はなく、かえって得意だったときもあるくらいで、現在の状態は、不運なアクシデントや無理な状況による一過性の面がある。その意味で、スキル自体はあるものの、自信を失っていることに最大の問題があるとも言える。自信を取り戻すことが、かつてのように気楽に人前で話をしたり、社交を楽しんだりできる状態を取り戻すうえで鍵を握る。

ただ、中学、高校頃から、いつとはなしに人前に出ることが苦手になって、社交を避けるようになったという場合には、青年期以降に発症しやすい別の精神疾患の可能性もあるので、判別が重要である。その点については、次の章で詳しく扱いたい。

ASDの傾向や恐れ・回避型愛着スタイルがベースにある場合

先にも触れたが、自閉スペクトラム症（ＡＳＤ）では、過敏なうえに、対人関係に消極的な傾向があるため、社交不安障害を抱えやすい。幼い頃から人の輪に入っていくのが苦手で、自分から声をかけられないといった傾向がみられ、それが思春期頃からさらに強まるという経過をたどりやすい。

ＡＳＤと診断されるレベルでは、そちらの診断が優先されるが、ＡＳＤ傾向はあるが障害レベルとまでは言えないことも多く、その場合に、社交不安障害と診断されているケースが少なくない。

もう一つ注意すべきは、養育の問題で生じる回避型愛着スタイルや恐れ・回避型愛着スタイルのケースで、自閉スペクトラム症とよく似た症状を呈するということで、神経学的な症状が比較的軽いのに、否定的な体験にともなう対人関係の困難が目立つのが特徴である（第五章参照）。

両方の要因が混じっていることも少なくない。自閉スペクトラム症の傾向に加えて、虐待やいじめにより人への恐怖感を抱えている場合には、社交不安障害以外にも、不安や緊張、ストレスにともなう症状や適応しづらさに悩まされていることが多い。

会議や面談が苦手な技術系の男性

三十代前半のある男性のケース。技術系の仕事をしている。「人とかかわりをもたないといけないが、もちにくい」「言うべきことがわかっていても、言えない。言わないとまずいとわかっているのだが」と悩んでいる。

会議など人が集まっている場は、特に苦手だが、一対一でも上司や先輩など目上の人に対して緊張してしまう。感情的になりやすい人や攻撃的な人、自己主張の強い人は苦手である。人と会う予定が入っていたりすると、それだけで前夜から気が重い。

きっちりとした性格で、責任感も強い。相手の意見を尊重する方なので、無理難題を言われても言い返せない。

亭主関白な父親の言いなりになる家庭で、押さえつけられて育った。子どもの頃、あまり大事にされたという記憶はなく、放っておかれることが多かったという。

幼い頃から人見知りで、引っ込み思案だった。友達と遊びたくても、自分から声をかけたり誘ったりはあまりしなかった。休み時間も一人で過ごすことが多かったという。

人前で発表するのが苦手で、当てられてもうまくしゃべれなかった。人混みや満員電車も苦手であった。

大学に入って一人暮らしをするようになり、バイトも始めて、人とのかかわりは増えたが、その一方で、人の目が気になって買い物に行くのが苦痛で、人の少ない時間帯を見計らって行くようにしていた。

就職してからは、仕事はこなせるのだが、人間関係がうまく築けず、次第にいづらさを感じるようになり、前の会社から転職するに至った。しかし、転職後も状況は変わらず、業務上必要なことや、確認や報告にも二の足を踏み、仕事に支障が出ている。電話対応も苦手である。

結婚して子どももいるが、妻には言われっぱなしで、コミュニケーションがあまりとれていないという。子どものことも可愛いと思うときと負担に思うときがあり、言うことを聞いてくれないと憎たらしくなる。

発達検査の結果、障害と診断するレベルではないものの、自閉スペクトラム症の傾向がみられる。愛着スタイルとしては、回避型とともに不安型の傾向も強く、人の評価を気にするところがあり、結局、恐れ・回避型に該当した。

感覚の特性を調べると、感覚過敏と低登録（さまざまな刺激に反応しにくいこと）が高いパターンであった。過敏な傾向と鈍感な面が同居していることになる。ＡＳＤの傾向とともに、父親に対する恐怖感など養育要因も重なっているケースだと言える。

ワーク あなたの場合、どういう発症の経過をたどりましたか。元来の気質的な要因と、環境的なストレス要因が、どれくらい関係しましたか。

第二章　社交不安障害を診断する

社交不安障害の診断基準

最新のアメリカ精神医学会の診断基準DSM－5における社交不安障害の基準を三五ページに掲げる。

AからJまでの十項目すべての要件を満たすことが、社交不安障害と診断するには必要である。そのままではわかりにくいため、少し整理して要約したうえで説明しよう。

〈症状についての要件〉

①他者の注目を浴びる場面に対する著しい不安や恐怖。（**A**）

②否定的な評価への恐れをともなう。（B）

【解説】中核的症状として挙げられている項目は、この二つだけである。一つは、注目される場面に対する恐怖、不安であり、もう一つは、そこに他者からの否定的な評価を恐れる気持ちをともなっていることである。

ＤＳＭの基準では、注目と他者の評価という点に非常に重きを置いている。

ただ、この診断基準には異論がある。社交不安障害の人では、冷淡で不愛想な人を前にすると、特に萎縮してしまうということが多い。しかし、この場合、必ずしも相手からどう評価されるかを気にしているわけではない。それ以前に、そういう冷たい雰囲気の人に対して、不安や恐怖を感じてしまうのだ。

幼い頃に、虐待や他者から怖い思いをさせられた人では、大きな声を出す人や荒々しいしゃべり方をする人に対して苦手意識が強く、それが社交不安など対人関係全般の支障になっていることもある。その場合も、相手からの評価を気にしているというよりも、その前の段階で恐怖反応や回避反応が起きてしまっている。

ＤＳＭの診断基準に従うと、こうしたタイプの対人恐怖は含まれないことになるが、それでは実情に合わない。診断基準の方に問題があると言える。

③苦手とする場面では、いつも同じように不安や恐怖を感じる。（C）

〈症状の持続に関する要件〉

④症状が半年以上持続している。（F）

〈症状の程度に関する要件〉

⑤苦手な場面を避けてしまうか、強い不安や恐怖を耐え忍んでいる。（D）

⑥その不安や恐怖の程度が、その場面がもたらす現実の危険に比べて不釣り合いに強い。（E）

⑦社会生活、職業生活に支障をきたしている。（G）

〈除外診断に関する要件〉

⑧医薬品や他の疾患の生理学的作用によるものではない。（H）

社交不安障害 診断基準(DSM-5)

A. 他者の注視を浴びる可能性のある一つ以上の社交場面に対する、著しい恐怖または不安。例として、社交的なやりとり(例:雑談すること、よく知らない人に会うこと)、見られること(例:食べたり飲んだりするのを見られること)、他者の前でなんらかの動作をすること(例:談話をすること)が含まれる。
注:子どもの場合、その不安は成人との交流だけでなく、仲間たちとの状況でも起きるものでなければならない。

B. その人は、あるふるまいをするか、または不安症状を見せることが、否定的な評価を受けることになると恐れている(すなわち、恥をかいたり恥ずかしい思いをするだろう、拒絶されたり、他者の迷惑になるだろう)。

C. その社交状況はほとんど常に恐怖または不安を誘発する。
注:子どもの場合、泣く、かんしゃくを起こす、凍りつく、まといつく、縮み上がる、または、社交的状況で話せないという形で、その恐怖または不安が表現されることがある。

D. その社交状況は回避され、または、強い恐怖または不安を感じながら耐え忍ばれる。

E. その恐怖または不安は、その社交状況がもたらす現実の危険や、その社会文化的背景に釣り合わない。

F. その恐怖、不安または回避は持続的であり、典型的には六カ月以上続く。

G. その恐怖、不安または回避は、臨床的に意味のある苦痛、または社会的、職業的、または他の重要な領域における機能の障害を引き起こしている。

H. その恐怖、不安、または回避は、物質(例:乱用薬物、医薬品)または他の医学的疾患の生理学的作用によるものではない。

I. その恐怖、不安、または回避は、パニック症、醜形恐怖症、自閉スペクトラム症といった他の精神疾患では、うまく説明されない。

J. 他の医学的疾患(例:パーキンソン病、肥満、熱傷や負傷による醜形)が存在している場合、その恐怖、不安、または回避は、明らかに医学的疾患とは無関係または過剰である。

⑨他の精神疾患によるものではない。(I)
⑩他の医学的疾患や状態が一部影響している場合、その程度が過剰である。(J)

パフォーマンス限局型社交不安障害

恐怖や回避がパフォーマンス(公衆の前で話したり、演じたりすること)に限られているタイプは、パフォーマンス限局型と呼ばれる。スピーチをしたり、会議で発言したり、プレゼンをしたりするときだけ、過度に不安や緊張を感じ、苦手意識をもつが、他の場面では、社交や会話や活動を楽しめるという人は、このタイプに該当する。

パフォーマンス限局型は一般の人にも多いが、職業的に人前やカメラの前でパフォーマンスすることが求められる人でも、稀(まれ)ならず起きる。俳優や音楽家、ダンサー、芸人、政治家、スポーツ選手が、舞台やカメラの前で演じたり、しゃべったり、プレイしたりすることに支障を生じる場合も少なくない。

そうしたことが好きで、もっとも得意とするはずなのだが、衆目を集めている状況での失敗体験や、頭が真っ白になったり気分が悪くなったりする体験がきっかけとなって、それまで特に苦労せずにできていたことに、強い不安や気分の悪さを感じるようになり、その状況を避けようとしたり、集中が妨げられ、本来の力が発揮できなくなったりしてしまう。

他の障害と鑑別する

診断基準の一つに、「他の精神疾患によるものではない」という「除外診断」の項目があったが、社交不安障害を診断するためには、この点が重要になる。よく似た症状を生じる他の疾患についても知識と理解をもち、見分ける必要があるのだ。

紛らわしい疾患を見分けて診断を行うことを「鑑別診断」と呼ぶが、社交不安障害と紛らわしい疾患・状態は少なからず存在するので、鑑別診断はとても重要である。

鑑別診断のための診断アルゴリズムを次に示そう。

不安症状の診断アルゴリズム

Q1 外出したり、人に会ったり、人前で何かをすることに困難や抵抗がありますか。

不安のために、外出や会合、人前で何かをすることに困難をともないやすい状態としては、社交不安障害、分離不安障害、パニック障害、広場恐怖、全般性不安障害、強迫性障害、醜形障害、回避性パーソナリティ障害などがある。

また、うつ状態でも、意欲が低下し、人と会いたくないと感じることが多い。自閉スペクトラム症（ＡＳＤ）では感覚過敏や社会性障害のため、統合失調症では幻覚や被害妄想、神経過敏のため、外出や人前に出ることが困難になりやすい。

ない ⇓ 社交不安障害の可能性は低い

ある ⇓ 次の質問へ

Q2 感覚過敏や同じ行動パターンへの執着、一人でいることを好む傾向が、小さい頃からありますか。

ＡＳＤは、感覚が過敏な傾向（逆に鈍感な面が併存していることも多い）や同じ行動パターンや興味への執着、相互的なコミュニケーションや社会性の困難を特徴とする発達障害の一つであるが、不安や緊張が強いことも多い。

ＡＳＤと診断されるレベルで社会性の障害も強い場合には、人前でしゃべるのが苦手ということはＡＳＤで十分説明できるので、社交不安障害の診断からは除外される。

ただ、診断されていても、ある時期から、人前でしゃべるのが特に苦手になったという場合には、後から加わった二次障害として診断することもある。

また、ＡＳＤの傾向はあるが、診断するレベルではないというケースも多く、その場合は、社交不安障害の診断が可能である。

はい⇓ＡＳＤの可能性がある

いいえ⇓次の質問へ

Q3 気分の落ち込みや意欲の低下、睡眠障害がありますか。気分が良いときには、人前で何かすることも平気ですか。

うつ状態には、気分や意欲の低下といった主観的な症状が主体の「軽うつ」と、体重の減少（増加する場合も）や早朝覚醒（過眠になる場合も）、頭や体が思うように動かない、表情が乏しい、じっとしていられないような焦燥感、涙が止まらない悲哀感、希死念慮など、周りから見ても明らかに病気だとわかる「大うつ」がある。

軽うつの状態でも、人に会ったり人前で何かをすることは普段より苦痛になるが、無理をすれば何とかなる。しかし、大うつになると、人と会うことや人前でしゃべることは大変困難になってしまう。無理をして行っても、周囲の方が、様子がおかしいと感じて驚いてしまいかねないので、休養して回復を図ることが先決である。

うつ状態があるときには、社交不安も強まりやすいため、現在の状態だけでは社交不安障害の有無は判定できない。うつ状態のない元気なときに、どうであったかを考える必要がある。気分が良く、意欲もあるときには普通にこなせていたのなら、それは社交不安障害というよりも、むしろうつ状態にともなうものだと言える。元気なときも、人前で何かすることが苦手な傾向があり、うつ状態によって強まっているという場合には、両方が合併している可能性もある。

うつ状態を引き起こす主な精神疾患には、適応障害、うつ病（抑うつ性障害）、双極性障害、境界性パーソナリティ障害などがあるが、中でも社交不安障害と見分けが難しいものに、軽うつが慢性的に持続する気分変調症がある。

いずれにしても、うつ状態の改善が先決である。

はい ⇓ うつ状態の可能性がある
いいえ ⇓ 次の質問へ

Q4 幻聴や被害妄想にとらわれることがありますか。

統合失調症は、幻聴や妄想とともに、意欲低下やひきこもりなどの症状を伴うことが多く、外出や人に会うことを避けるようになることもしばしばである。初期の頃は、社交不安障害と見分けることが難しい場合がある。

統合失調症と社交不安障害では、治療が全然異なるため、違いを見極めることが大事だ。統合失調症に特徴的な症状としては、幻聴や独り言、一人笑い（空笑）がある。また奇妙な内容の妄想や体験を語ることも多い。たとえば、自分の考えがみんなに知られているとか、盗聴されているとか、誰かが自分を操っているといったものである。

しかし、初期の頃には明白な幻聴や妄想が認められない場合もある。性格が陰気になり、ひきこもりの傾向が強まり、不自然で硬い表情、不眠や興奮、食欲低下と体重減少、入浴もせず不潔なままになっているといった状態がみられる場合には、統合失調症の可能性も考え、早めに診断や治療を受ける必要がある。

ドラッグなどの薬物の影響で、統合失調症に似た症状が現れる場合もある。この場合も、人に会わないなどの兆候がみられる。妄想だけがみられる妄想性障害でも、他人の視線に敏感になったり、外出を避けるようになったりすることがある。

統合失調症や妄想性障害、薬物精神病によるひきこもりや社交困難は、薬物療法が奏功すると、劇的に改善することも多い。何年もひきこもっていた人が、働きにいけるようになるというケースもある。積極的に治療を受けることをお勧めする。

はい ⇓ 統合失調症の可能性がある

いいえ ⇓ 次の質問へ

人と会うことや外出を避けるという点で社交不安障害と紛らわしく、しかも、発症頻度が高いものとして、自閉スペクトラム症、うつ状態、統合失調症の三つが重要である。それらの可能性がある場合には、そちらの診断が優先される。

ただし、もともとあった自閉スペクトラム症に社交不安が加わった場合や、うつ状態や統合失調症を発症する以前から社交不安が強かったという場合には、両者が合併していると診断することもできる。

続いて、対人不安や対人関係の回避を主体とする状態の中で、社交不安障害と紛らわしいものを見分けていこう。

Q5 容貌や体臭を過度に気にしていますか。

不安が強い障害のうち、人前に出ることが主な不安要因となるものとしては、社交不安障害とともに（身体）醜形障害が重要である。

醜形(しゅうけい)障害は、醜貌恐怖とも呼ばれ、他人の視線を過度に気にしたり、他人に見られることを避けようとして、ひきこもったり、サングラスやマスクで顔を覆ったりする。

人が自分をじろじろ見ているのは、自分が醜いからだと思い込み、整形手術を受けることにのめり込むケースもある。単に美醜だけでなく、左右が対称でない点を気にしたり、体臭や口臭を過度に気にする場合もある。実際には、存在しない臭いの心配にとらわれ、外出がままならない状態となることも少なくない。

醜形障害は、社交不安障害とは別の障害であり、治療法も異なるため、きちんと見分けることが大切である。

はい ⇓ 醜形障害の可能性がある

いいえ ⇓ 次の質問へ

Q6 人前に出ること以外でも、不安になりますか。

外出や人に会うこと、人前で話したりすることに苦手意識をもっているが、そのことが不安の中心ではなく、もっと他のことにも不安を感じている場合には、社交不安障害とは異なる障害が原因となっているかもしれない。

代表的なものとして、全般性不安障害、分離不安障害、パニック障害、広場恐怖、強迫性障害が挙げられる。社交不安障害と、他の不安障害が重なっている場合もある。

「全般性不安障害」は、人前に出る出ないに関係なく、絶えず不安を感じている状態である。もちろん、人前に出て話したりすることも不安を強めるが、その状況に限定されない。対人関係の心配事以外にも、さまざまな心配を過剰にしてしまうのが特徴である。

したがって全般性不安障害の人では、一人でいるときも緊張した状態が続き、落ち着きがなかったり、よく眠れなかったりすることが多い。社交不安障害の場合には、一人でいるときや安心できる人といるときには、比較的リラックスできる。

「分離不安障害」は、母親など自分が依存している存在から離れることに強い不安を感じ、外出にも困難をきたすものである。子どもだけでなく、成人にも分離不安障害は認められる。分離不安が強まった状態では、人前に出ることも不安を強めるが、たとえば母親がそばにいると、不安がましになるという点が特徴的である。

「パニック障害」は、強い不安発作（パニック発作）に襲われることを恐れる状態である。パニック発作になると、動悸が強まったり、過呼吸になったり、気分が悪くなり、吐き気がしたりする。現実感覚が遠ざかり、自分ではコントロールが利かない感覚に陥る。人前でパニック発作になったら大変だという思いから、人に会ったり人前に出ることが困難になる場合もある。

逆に、社交不安障害の人では、会議やスピーチなどの席で、強い緊張と不安から、パニック発作やそれに近いパニック様の状態になることがあり、症状だけをみて、パニック障害と勘違いされる場合もある。

そうしたことから、パニック障害と社交不安障害を見分けるのは、意外に難しい場合もあるが、両者を区別するポイントは、①パニック発作が、人前に出る場面以外でも起きているかどうか。②パニック発作を恐れているのか、恥をかくことを恐れているのか。③症状が、パニック発作から始まっているか、それとも、人前に出ることに過度な緊張や不安を感じることから始まっているか、である。

社交不安障害の場合には、人前に出る場面以外では、パニック発作やパニック様の状態はみられず、そうした状態がみられる以前から、人前に出ることに不安や緊張が強まっているのが普通であり、また、パニック発作自体の恐怖よりも、無様な姿を人にどう思われるかということを気にしているのが特徴だ。

「広場恐怖」は、すぐに脱出できない状態に置かれることに対する恐怖症である。途中で抜け出しにくい人ごみ、映画館の奥の座席、すぐに降りられない電車などの交通機関に乗ることなどが怖くなり、外出に支障をきたす。人との面会や会食などを避けようとすることから、社交不安障害と紛らわしい場合もある。

パニック障害と広場恐怖は、しばしば併存するが、広場恐怖だけの場合もある。この場合も、社交不安障害と見分けるポイントは、一人でいても、場所によって症状が出ることがあるかどうかや、恐れていることが、逃げ出せないという恐怖なのか、人前で恥をかくことへの恐れなのかを見極めることである。

「強迫性障害」は、やらないでいいとわかっているのに、やらないといられない強迫行為や、考えても仕方がないとわかっていることを考えてしまう強迫観念にとらわれるもので、外出しようとすると、鍵の確認やガスの元栓の確認を何度もしてしまい、なかなか外出できないといった症状がみられることもある。

強迫性障害でも外出にはまったく困難がないケースも少なくないが、自分が人を傷つけてしまうのではないかといった強迫観念のため、人と会うことを避けるようになる場合もある。また、不潔恐怖のために外出が困難になることも多い。

手洗いや確認を何度もするといった強迫行為が顕著にみられる場合には、診断は容易であるが、強迫観念を抱くだけで行為には表れないけれど、対人交流が妨げられているようなケースでは、よく話を聞かないと社交不安障害と紛らわしい場合もある。

はい ⇓ 他の不安障害の可能性がある　次の質問へ

いいえ ⇓ Q10へ

どういう不安が中心であるかによって、タイプを見分けることができる。人によっては、何種類かのタイプが重なっていたりして、見分けにくい場合もある。区別するのに役立つ質問をいくつかしてみよう。

Q7 自分の家でも、来客やパーティは苦手ですか。

社交不安障害の人は、自宅であっても、人前に出なければならない社交場面は苦手である。パニック障害や全般性不安障害の人も、人前で不安になったらどうしようと考えてしまい、苦手意識をもちやすい。強迫性障害の人も、自宅の秩序を乱される来客を好まないことが多い。

それに対して、分離不安障害、広場恐怖の人は、自宅の方が、断然安心感が高まりやすい。分離不安障害の人は、安心できる人がそばにいれば大丈夫だと感じるし、広場恐怖の人は、自宅なら勝手が利き、中座することもできるので安心だと感じる。

はい⇓社交不安障害、パニック障害、全般性不安障害、強迫性障害の可能性がある

いいえ⇓分離不安障害、広場恐怖の可能性がある

Q8 一人になると、不安や恐怖は落ち着きますか。

社交不安障害は、社交場面での不安が特徴である。一人になって、人前に出なければならない予定もない場合には、不安も落ち着き、安心して過ごすことができる。

もし、一人になっても、人前に出る予定や来客の予定もないのに、不安が続くようであれば、別の原因によると考えた方が良いだろう。

いつも不安を感じてしまう場合には、全般性不安障害が疑われる。

パニック障害では、息苦しさや気分の悪い状態がおそってくるのではないかという不安は、一人になっても薄らがない。いつも頼っている人と離れて一人になると、かえって不安が増し、落ち着かないという場合は、分離不安障害の可能性もあるだろう。

はい ⇓ 社交不安障害の可能性がある

いいえ ⇓ 他の不安障害の可能性がある

Q9 外出するとき一番心配なのは、人に見られることや人に会うことですか。

社交不安障害の人が外出を避けるという場合、その理由は人に見られるのが苦痛だということだ。人と会いさえしなければ、平気で外出できる場合もあるし、近所は苦手だが、知らない町や外国だとリラックスして外を歩けるという場合もある。

一方、広場恐怖やパニック障害の人が恐れているのは、外出先で体調に異変が起きないかといったことである。

また、全般性不安障害や分離不安障害の人が外出を避けるのは、頼れる人のいない、慣れない環境ほど不安を感じやすいためである。

人の視線が気になり過敏になるという症状は、醜形障害や統合失調症でもみられるが、社交不安障害では人に対して緊張し、そんな自分をどう思われるのか不安であるということが悩みの主体であるのに対して、醜形障害や統合失調症では、人が自分に特別な目を向けてくると感じているだけでなく、その理由として非現実的な思い込みが加わっている。

はい⇓社交不安障害の可能性が高いが、醜形障害や統合失調症の可能性もある
いいえ⇓他の不安障害の可能性がある

Q10 親密な対人関係や、人にかかわる仕事を避ける傾向がありますか。

社交不安障害の診断は、具体的で社会的な場面に対する強い不安や恐怖の存在を重視し、それらを不可欠な要素としている。

つまり、スピーチとか会議、プレゼンテーション、授業への出席、パーティ、会食や外食、顧客との面談、デートなど、極度の緊張や不安をもたらす具体的な生活場面を避ける状態を症状として想定している。

それに対して、実際の社会的場面というよりも、社会的な負荷全般（責任や新たなチャレンジも含められる）を回避する傾向を重視するのが、「回避性パーソナリティ障害」の診断である。回避性パーソナリティ障害は、社会的な場面そのものに対して強い不安や恐怖が存在することは診断に必須ではなく、親密な対人関係や人にかかわる仕事、昇進や結婚を避けるといった回避的なライフスタイルによって人生に支障が生じている状態である。

不安症状があまりなくても、わずらわしさが強く、面倒なことは避けようとする回避的な行動パターンが目立つ場合には、回避性パーソナリティ障害の可能性が考えられる。

人とのかかわりを積極的にもちたいと望んでいるし、もともと人とかかわることが好きなのに、緊張や不安のために思うように行動できないという場合は、回避性パーソナリティ障害はなく、社交不安障害やそれに関連した障害が足を引っ張っている可能性が高い。ただし、回避性パーソナリティ障害と社交不安障害が合併する場合もある。

はい ⇓ 回避性パーソナリティ障害の可能性がある
いいえ ⇓ 次の質問へ

Q11 不安が優位ですか、回避が優位ですか。

社交不安障害と回避性パーソナリティ障害は、重なり合うことも多いが、どちらか一方という場合もあり、改善を図るうえでも、どちらが主たる問題なのか、重なり合っているのかを見分けることは重要である。

両者を区別する一つのポイントは、社交不安障害は、不安の方に焦点を当てた概念であり、回避性パーソナリティ障害は、回避に重点を置いた概念だということだ。

社交不安障害は、元来そうしたことがあまり得意でない人が、社会的ストレスの高い場に出ざるを得ない状況に置かれたうえに、体調の悪さや失敗体験が加わることによって、不安が限界を超えることで発症に至る。

ときには、人前で何かをすることが得意な人でも、過度に高いレベルのパフォーマンスを求められることで限界を超えると、発症に至り得る。

一方、回避性パーソナリティ障害では、生来、不安を感じやすかったり、用心深かったりする人が、負荷が高い状況を避けることで、強い不安を感じないで済むように暮らしている。その気になれば、社交や人前で話すことも無難にこなせる場合でも、無理はしないことで破綻を避けている。

実際には、もっとできる場合にも、ほんの一部しか自分の能力を使わないことで、安全すぎる運転をしている。リスクを避けられるが、可能性が生かされず、実力以下の人生になってしまいやすい。

回避性パーソナリティ障害があっても、社交不安障害のない人は、必要があれば、スピーチをしたり、人前でパフォーマンスをしたりすることもできるが、できれば避けたいというのが本音だ。

逆に、社交不安障害があるものの、回避性パーソナリティ障害のない人は、本人の願望としては、積極的に人前でパフォーマンスをしたい。しかし、おそってくる緊張と不

社交不安障害と紛らわしい主な疾患・状態

- うつ状態(特に軽うつが慢性的に続く気分変調症、適応障害など)
- 他の不安障害(全般性不安障害、広場恐怖、パニック障害、分離不安障害、強迫性障害)
- 自閉スペクトラム症
- 統合失調症、妄想性障害
- 醜形障害
- 回避性パーソナリティ障害

安症状のために、それが妨げられてしまう。自分でももどかしく、それができないことに対する葛藤も強い。

このように、回避性パーソナリティ障害があるかどうかで、社会的活動に対する姿勢に根本的な違いが生じるのだ。親密な関係についても、回避性があるかどうかで、決定的な違いが生まれる。

社交不安障害だけで回避性のない人は、親密な関係を求めている。相手を前にすると緊張したり、手や声が震えたり、固くなってうまくしゃべれないかもしれないが、そこさえどうにか突破できれば、親密な関係になることで、むしろ相手に対する緊張や不安はなくなり、恋人やパートナー、家族との関係を楽しむことができる。

一方、回避性パーソナリティ障害がある場合には、社交不安障害がなくても、親密な関係になることにためらいを感じたり、なかなか次の段階に進めなかったりする。

その気になれば、デートをしたり、セックスしたり、育児をしたりすることも、それなりにできる場合でも、結婚したり、子どもをもったり、負担と責任が増えることに抵抗を感じてしまう。育児や家族とのかかわりも、楽しさよりもわずらわしさの方が強い。不安よりもわずらわしさが行動を妨げるのである。

両者が合併する場合には、もともと人とかかわることに喜びや意欲が薄いことに加えて、過度な不安や緊張がともなうため、人前に出ることや人との接触はいっそう困難に感じられ、回避が強まることになる。

社交不安障害の三分の二程度には、回避性パーソナリティ障害も併存し、そうしたケースでは消極的な生活に陥りやすい。

不安が優位 ⇓ 社交不安障害の可能性がある

回避が優位 ⇓ 回避性パーソナリティ障害の可能性がある

第三章 認知行動療法モデルと、不安を乗り越える方法

病状のメカニズムを理解する

この章では、社交不安障害の代表的な病態モデル（病気が起きるメカニズムを説明するための理論）である認知行動療法モデルを学び、不安を乗り越えるために、どのように考えたらよいかについてみていきたい。

認知療法は、うつ病の治療として最初に発展したが、その後不安障害にも有効であることがわかり、適用範囲が広げられてきた。社交不安障害に対する認知療法も試みられるようになったが、その中で、病態を理解するための「認知モデル」というものが登場した。

認知とは物事の受け取り方のことで、認知モデルは、認知の偏りによって症状が起きる仕組みを説明するものだ。代表的なものの一つが、一九九五年にクラークとウェルズによって提唱された認知モデルである。

それによると、社交不安障害の人は、他者に良い印象を与えなければならないという思い込みにとらわれているとされる。

緊張せずに、面白く、魅力的に話し、完璧で、みんなから好かれなければならないという基準を、知らず知らず自分に課しているのだ。

ところが、その基準にとらわれればとらわれるほど、失敗したらどうしようという不安を強めてしまうことになる。

そもそもなぜ社交不安障害の人が、そうした基準を自分に課してしまうのか、そこにはある隠れた信念がかかわっていると考えられている。その信念とは、自分はつまらない、人に笑われるような人間だという根拠のない確信である。その否定的な評価から自分を守るために、他者に良く思われるように完璧にふるまわなければならないという基準が作られてしまったのだ。

ところが、その基準に縛られるほど完璧にふるまえず、失敗したら自分は笑いものになるという不安が生まれることになる。それが、社交不安障害の人を苦しめている不安の正体だというのだ。

さらに、社交不安障害の人が、混乱やパニックに陥るメカニズムとして、自分自身への過度な注目が起きてしまうという悪循環がある。人の評価を気にしながら、人の反応ではなく、自分自身の反応の方にとらわれてしまうのだ。

手が震えていないか、声が上ずっていないか、周囲に聞こえるような大きな音で動悸がしていないか、呼吸が乱れていないか、赤面していないか、頭が真っ白になって、しどろもどろになっていないか、など、自分自身の身体感覚に注意が向けば向くほど、周囲の注目も一身に集めてしまっているように感じ、それゆえに、さらに過度な注意を自分に向けてしまう。

注意が向くほど、身体感覚の異変は強まり、制御できなくなっていく。感覚とは、それを意識すればするほど敏感になり、強まる性質をもつものだからだ。

やがて、制御できない身体感覚の暴走に圧倒され、肝心なパフォーマンスにまったく集中できなくなっていく。身体感覚以外のことは遠ざかり、逆さにした望遠鏡で外の世界を覗いているような、現実感の変容が起きる。周囲が見えなくなり、自分が何をしているのかもわからなくなっていく。想定外のことをしてしまったり、話が止まってしまったりしても、それを元の軌道に戻すことができない。

そうした混乱と失態を味わうと、また失敗して笑いものになるに違いないという恐れのため、同じような場面を避けたり、頭の中でリハーサルしないと何も言えなくなったりする。それは、現実の場面で臨機応変に話すことや、そのための能力をトレーニングする機会を妨げてしまう。

こうして、自分は人前で話すのが苦手であり、笑いものになるだけだという間違った思い込みを修正することができないまま、それが症状として固定化していくわけだ。

結局、笑われることを恐れるあまり、人前で気軽にしゃべることができず、失敗するという事態に自分を追い込んでしまうのだ。恐れるがゆえに恐れたようになるという心理的なパラドックスに陥ってしまうのである。

ワーク この認知モデルで提示されたメカニズムや状態で、自分の場合に当てはまるところは、どんな点ですか。逆に当てはまらないところは、どんな点ですか。

不安を超越する思考

では、どうすれば、この心理的なパラドックスから脱することができるだろうか。

認知療法で一般に行われるのは、自分が過剰に不安がることには根拠がないと反証し、笑われることを恐れる思考が不合理で、現実的でないことを理解させ、その思い込みを修正することである。

この方法は、思い込みがそれほど強くない場合にはある程度有効だが、笑われたり怒られたりする恐怖にとりつかれているような人では、理屈ではわかっても、怖い気持ちは薄らがず、実際行動するとなると、やっぱり無理だということになってしまう。

その不安には根拠がないと、いくら反証しても、さらにその反証が出てきてしまうし、現実に不安がなくならないという事実を変えることはできないのだ。

　無理矢理打ち消そうとする自分と、不安を感じてしまう現実の自分との間で板挟みとなり、余計に追い詰められるという場合もある。理屈や根拠をいくら挙げたところで、不合理な恐怖というものを、完全にねじ伏せることは至難の業なのだ。

　実は、もっと有効で、そうした抵抗を乗り越えられる方法がある。それは、不安と戦わず、そこを超越してしまうということだ。言い換えるなら、不安になるかならないかで頑張らないということである。うまくいくかいかないか、笑いものになるかならないか、ということでは戦わないのだ。

　不安を感じることは自然な反応であり、必要な反応である。われわれは不安を感じるから慎重に行動し、危険を予知することもできる。不安を感じない人もいるが、そうしたタイプは、反社会性パーソナリティ障害（サイコパスという言葉が使われることがあるが、差別用語なので、精神医学では用いられない。なぜか、脳科学者たちの一部がこの言葉を用いるのを好む）と呼ばれる。

　反社会性パーソナリティ障害でない人はみな、不安を感じるもので、不安を感じるのは、あなたが悪いわけでも、どうにかしなければならない問題でもないということだ。

不安にとらわれすぎないために大切なことは、不安を感じてしまうかどうかではなく、違うところに目を向けることだ。不安になろうがなるまいが、そんなことはどうでもよく、肝心なことは、自分が伝えたいと思っていることを誠心誠意伝えることだと、自分の使命や思いに重きを置くのである。

うまくいこうがいくまいが、笑われようが喝采されようが、聴衆の反応ではなく、自分が伝えたい思いの方に集中する。この考え方を身につけることができると、人前で話すといった場面で、たとえ緊張しても、うまくスピーチやプレゼンをやりこなせるようになる。

思考記録・練習表をつける

不安を超越する思考法を身につけるためには、思考記録をつけながら、不安になった場面で、その都度、練習を積むことも有効だ。

社交不安に限らず、あらゆる感情や行動をコントロールできるようになるうえでとても重要なことは、自分に起きている反応（感情や行動）を認識するとともに、それを引き起こしている思考（認知）にも気づき、それらを客観視できるようになることだ。そのための訓練としては、不安な状況やそれを回避してしまう状況が起きたときに、どういう思考が働いてそのように反応したのかを、その都度記録することである。

対人場面や社交場面で、あるいは、それを予期した際に不安や回避が起きたとき、次のページに示すような「思考記録・練習表」に記入してみよう。

まず、「日時」「状況・反応」を記録する。次にどんな思考が働いて不安になっているのかを、「不安を引き起こす思考」の欄に書く。そして、その時点での「不安レベル」も記入する。次に、「不安を超越する思考」や「根拠ある合理的思考」を考えて、書いてみる。最後に、不安レベルがどのように変化したかを書く。

不安を超越する思考とは、不安になるとかならないとか、うまくいくとかいかないといったことの成否ではなく、もっと自分が大切にすることに価値を置く考え方だ。

「不安になろうがなるまいが、〜しよう」「うまくいこうがいくまいが、〜しよう」「何

	不安レベル	不安を超越する思考／根拠ある合理的思考	不安レベル
	80/100	・緊張してもいいから、自分が準備したことを出し尽くそう。 ・十分準備をしたし、この件については、自分が一番把握しているのだから、自信をもって答えればいい。 ・A部長が何を言おうが、発言に敬意を払って耳を傾けたうえで、こちらの考えを、しっかり答えればいい。 ・うまくいくかいかないかよりも、自分なりに最善を尽くそう。	**60/100**
	90/100	・想定外の事態だが、慌てず、冷静に対処すればいい。 ・細かな数字のミスは、不備には違いないが、本質的な問題ではないので、企画の価値自体を否定するものではない。 ・A部長が評価してくれたことに、自信をもとう。 ・数字の不備は率直にお詫びしつつも、この企画がもつ意義については、心を込めて強調しよう。	**70/100**

が起きようが、〜するだけだ」という形で語られる。

この考え方によって、不安になるかならないかを超越することができる。成功か失敗かというとらわれから、自由になることができるのだ。

そして、自分が本当に大切にする信念や方針を語り、そこを大事にする。

根拠ある合理的思考とは、自分が不安に思っていることが、現実的ではないことを、根拠をもって打ち消したり、根拠を挙げて、自信を裏付ける考え方である。

思考記録・練習表

日時	状況・反応	不安を引き起こす思考	
11/2 16:20	会議でのプレゼンの時間が近いことを意識すると、全身が緊張し、胃が痛くなった。	・緊張して、うまくしゃべれないかもしれない。 ・説明を求められても、緊張して、うまく答えられないだろう。 ・辛辣なA部長から、責め立てられて、立ち往生するかもしれない。 ・絶対うまくいかないだろう。	
同日 17:30	提案した企画について、意外にA部長は評価してくれたが、経理課長が、細かい数字の不備を指摘し、A部長の顔が険しくなった。想定外の事態に、浮き足だってしまった。頭が真っ白になりそうだった。	・A部長の機嫌が悪くなった。うるさいことを言われるに違いない。 ・数字が間違っていたのでは、もう何もかも信用してもらえないだろう。 ・もう最低の評価だろう。	

「～なので、心配する必要はない」「～なので、自信をもって～するだけだ」という形で語られる。

上に掲げる「思考記録・練習表」の例を参考にして、記録してみよう。

第四章　親との緊張関係、不完全さを暴かれる恐怖

精神分析的モデル

認知行動療法とは異なるモデルもある。その一つは精神分析が提示するモデルだ。精神分析では、無意識のダイナミズムを重視する。

社交不安障害に限らず、神経症を説明する精神分析の代表的な理論には、エディプス・コンプレックスや去勢不安がある。母親をめぐり、父親と子どもが三角関係になり、父親に対して緊張や恐れを抱くとともに、心の中で父親を排除し、母親を独占したいという願望を抱き、またそうすることに罪悪感を覚えてしまうという矛盾した葛藤のことをエディプス・コンプレックスと呼び、母親と交われないように父親から去勢されてし

まうという恐怖のことを去勢不安と呼ぶ。

そうした恐怖感を父親に対してもつということも、かつては多かったかもしれないし、いまでも、暴力的な父親に妻や子どもが苦しめられているという場合には、父親との間に、殺してやりたいというような緊張関係が存在することもあるだろう。

実際、横暴な父親のもとで育った人には、対人緊張の強い人が多く、男の人が怖いといったことにもつながる。

ただ、そうしたことは、トラウマや学習の理論によっても説明が可能だろう。精神分析の説明が優れている点は、「抑圧」というメカニズムをもち込んだところだ。

父親に対する恐怖感を抑圧することにより、表面的には父親に対して敵意どころか愛情を感じているのだが、心の奥底にある恐怖感が、まったく無関係な人に対する恐怖心や、それを紛らわせるための行動となって表れると説明するのだ。

実際には、緊張を抱えている相手が父親とは限らず、父親や祖父母の方が母親役をして、母親の方が恐怖と緊張の対象という場合もある。

ときには、抑圧していた気持ちを自覚するようになったとたん、とりついていた恐怖や説明のできない症状がなくなってしまうこともある。ケースによっては、有効なアプローチとなり得るのだ。

ワーク 精神分析的なモデルが、自分に当てはまるところはありますか。抑圧によって自覚できないことの方が多いのですが、何か思い当たることがあれば、お書きください。

不完全さを隠すから、暴かれるのが怖い

精神分析とは異なり、精神現象や病理を精神医学的な概念を用いて客観的に説明・理解しようとする学問に、精神病理学がある。ドイツの精神医学者ヤスパースなどから発展した。

客観的にといっても、心の中の現象を物理現象のように観察することはできない。観察は、観察者の心を通して行うしかないわけだ。そこで、ヤスパースが重視したのが、

「了解」という現象である。

たとえば、ある女性は顔を伏せたままで、こちらを見ようとしない。理由を尋ねると、恥ずかしそうに「自分は顔が醜いので、みんなが自分のことをじろじろ見るからだ」と心中を語る。そうだったのか、そんなふうに考えていたのかと、こちらも納得がいく。それが「了解」だ。つまり、了解とは、その言葉やふるまいから、その人の心で起きている現象を理解できると感じることだ。

つまり、語られる言葉やふるまいが、矛盾なく説明できるような心の中のプロセス、メカニズムを見つけ出せたということである。もちろん、的外れに理解したのを、「了解」したと感じることもあるかもしれない。そこには限界があるわけだが、何事も観察には誤差がつきものだし、想定したことが正しいかは、さらに質問をし、やりとりをしながら確かめていく。

そうした努力を積み重ねれば、相手の心に起きていることを、かなり正確に突き止め、理解できるはずだ。観察者は、自分自身の心に起きる「了解」という反応を通じて、患者の心に起きている現象を理解できると考えるのだ。

こうした方法で、さまざまなケースから得られた心のプロセスを説明するメカニズムを見つけ出していくと、やがて、一つの疾患には共通するメカニズムがあることがわかってくる。

社交不安障害については、精神病理学では対人恐怖の精神病理として扱われてきた。対人恐怖のメカニズムとして精神病理学者が注目したのは、恥や罪といった感情の暴走である。

対人恐怖にとらわれる人は、恥の意識が過剰に強いという病理を抱えているというのだ。恥の意識とは何かというと、それは、本来隠しておきたい不完全さが暴かれ、むき出しになることによって生じる感情だ。

たとえば、相手が当然のように知っていることを自分が知らないとわかったとき、恥ずかしく感じる。それは、自分の不完全さが、相手に知られてしまったからだ。

しかし、なぜ、そもそも不完全な自分を知られることに、恥を感じなければならないのだろうか。それは、やはりそれまでの教育や躾(しつけ)によって、その人がもつ価値観や美意識に反したと感じるからだ。不完全さを暴かれることは、恥ずかしいことだと教えられてきた結果である。

とはいえ、完全な人など、存在しようがないわけだ。不完全さを抱えていても、誰もがいつも恥の意識にさいなまれているわけではない。多くの場合、人は不完全な部分を覆い隠すことで、そのことを考えないようにしている。ところが、隠していたはずのことが暴かれて、人々に知られてしまうようなことが起きると、恥の意識を感じずにはいられなくなる。

数学で欠点を取ってしまっても、答案用紙を小さく丸めて誰の目にも触れないようにすることで、恥の意識を逃れることができる。ところが、丸めてこっそり捨てたはずの答案用紙を、たまたま他の誰かが拾って、親切にもちち主に渡してくれたりすると、ひどく恥ずかしいと感じてしまうことになる。

ただ、人によって完全さへのこだわりが強い人と、そうでもない人がいる。不完全さを知られることを、名誉や命にかかわるほど重大なことだと受け止める人もいれば、何を知られてもほとんど気にしない人もいる。

完璧主義が強く、自分が間違うことなど許せないという人だと、人前で失敗をすることは、自分の不完全さが露(あら)わになってしまう一大事と感じられるだろう。

対人恐怖の根底には、不完全さが暴かれることへの恐怖があるというのが、精神病理学者たちの見解なのである。

でも、なぜ、不完全さを暴かれることと、人を恐れることが結びついているのだろうか。実は、対人恐怖がある人にとって、他人とは自分の不完全さを暴くかもしれない存在として感じられてしまうのだ。

つまり、あら探しをして笑いものにし、意地悪な攻撃を加えてくる存在とみなしているのである。それゆえ、人に会い、人の視線を浴びることが怖い。人の視線は、自分の不完全さを見つけ出し、暴き出してしまう恐れがあるからだ。

そう思ってしまうのには、実際にあら探しをされたり笑われたりした経験が関係していると考えられる。心理的虐待やいじめを受けた人に、高い割合で社会不安障害がみられるという事実も、この理論と矛盾しない。

ワーク 不完全さを暴かれることへの恐れが、対人恐怖や社交不安の根底にあるという精神病理学的なモデルについて、あなたに当てはまるところはありますか。不完全さを暴かれることへの恐れは、いつ頃から、どんな体験や教えによって強まったと思われますか。

自己の不完全さを暴かれる恐怖を乗り越える

視線に対する過敏性や対人不安の根底に、自分の不完全さが暴かれることへの恐怖がひそんでいる場合、どうすれば、その恐怖を克服できるだろうか。

一つの方法は、不完全さを積極的に自分からさらけ出してしまうというものだ。たとえば、緊張して、手が震えて困るというとき、それを隠そうとすると、そのことを気づかれてしまうという恥の意識が生じる。

しかし、自分から「すごく緊張していて、いまもマイクをもっている手がこんなに震えています。この前なんか、震えすぎて、手元が狂って、マイクを落っことしてしまいました。そしたら、すごい音がして。きょうはマイクだけは落とさないように、しっかり握っていようと覚悟を決めて参りました」という具合に、緊張していることをオープンにしてしまえば、案外それで笑いを取ったり、親しみを感じてもらったりして、いいつかみにできる。

こんなふうに、なんであれ、自分が隠したいと思っていることを、逆手にとってあっけらかんと話してしまうのだ。すると、大抵、聴衆は身を乗り出して聴いてくれる。それは本音の話であり、建前を繕った話よりずっと面白いからだ。

「なぜこんなに緊張するのかと考えたら、私、人の視線が怖くて。正直言って、皆さんの目もすごく怖いです。意地悪な目でじろじろ見られたら、私のだめなところを全部知られてしまうように思ってしまうんです。そんな真剣な目で見ないで、もっと優しい目で見てくださいね」

こうして自分から弱点をさらけ出した話ができるようになるには、自分自身と向き合い、自分を客観視することが必要だし、自己開示する練習を積むことが求められる。

カウンセリングを受けたり、文章に書いて自分のことを表現したりすることは、話すのを避けていたことを言葉にする練習をしているとも言えるのだ。いままで隠してきたことを気軽に話し、他者と共有できるようになったとき、自分が隠したがってきたものは別に恥ずかしいことでも、自分が不完全な人間である証拠でもなく、むしろ、それをきちんと言葉にできた時点で、自分の弱さに向き合えるだけの強さを手に入れたということに気づくだろう。

ワーク 自分について、人に知られたくないと思っていることや、恥ずかしいと思っていることと、隠していることがあれば、それについて書いてみましょう。
最近のことでも結構ですし、子どもの頃のことや以前の出来事でも結構です。

ワーク 人と接しているときや人前で話をしているとき、自分のみっともない面や醜い面、欠点など、気づかれるといやだなと思うことは何ですか。
それについて、聞き手に語りかけるつもりで書いてみてください。

罪の意識が恥の感情や対人緊張を強める

不完全さが暴かれるだけでも恥ずかしいが、その不完全さに罪の意識（罪悪感）が混じるとき、恥ずかしさはいっそう強力な感情となる。

罪の意識とは何だろうか。そこには、善と悪という観念が関係している。善とは良い行いをすることであり、悪とは禁じられている行いに手を染めることだ。罪の意識を感じるとき、自分はしてはいけない行いをしてしまったと感じている。

善と悪の観念が育まれるのは、親や学校、宗教的な場での教えによってである。良いところは褒められるが、悪いところは厳しく叱られるという二面性の強い躾や教育を受けると、悪いことはあってはいけないこととなり、もしそういうことをしてしまった場合には、知られないように隠さなければならないという防衛反応を生じることになる。

逆に、おおらかに、良いところも悪いところもありのままに受け止められて育った人では、善悪の二面性にそれほどとらわれない。罪の意識にさいなまれることも少なく、隠し事もせず、心をオープンにしやすい。

罪の意識を感じやすい人は二面性を抱えやすく、またそれゆえに、自分の本心を隠さなければならないので、対人緊張が強まりやすい。

それゆえ罪悪感へのとらわれを克服すると、もっとオープンにありのままの自分を出しやすくなり、その結果、対人緊張を和らげることにもつながる。

ワーク あなたは罪悪感にとらわれやすい方ですか、あまりとらわれない方ですか。どんなときに、とらわれやすいですか。具体的な状況を一つお書きください。

また、あまりとらわれないという場合も、そういう気持ちを抑圧して、考えないようにしている場合があります。そういう気持ちにとらわれていた時期が過去にありますか。あればそのときのことを書いてください。

ワーク あなたの罪悪感は、どんな教えや体験に由来しているでしょうか。
また、罪悪感と二面性、自分の本音をオープンに語れない傾向の関係について、何か気づいたことや思い当たることがあれば、お書きください。

罪悪感は、対人緊張や心を開けない原因にもなるが、慢性的なうつや不安の原因にもなる。次項は、罪悪感が強い人がそれを乗り越えるためのレッスンである。罪悪感に苦しむことがあまりない人は、次の三つの項目は飛ばして、次章に進んでいただきたい。

罪悪感の支配について

罪悪感にも、大きく二つの種類がある。

①本来の罪悪感……本来の自分から外れることへの良心の疼(うず)き

②支配の罪悪感……本来の自分になろうとすることを妨げる無意識の支配

このうち、知らず知らず、その人の行動を縛っているのが、後者の「無意識の支配の罪悪感」だ。

次に挙げるのは、「無意識の支配の罪悪感」の例である。

①自分の意思を主張したり、相手の意に反して行動すると、悪いことをしているような気持ちになる。
②自分の幸せを味わっているだけなのに、親や他の人を犠牲にしているような、うしろめたい気持ちになる。
③親や上司から理不尽なことをされて、当然の反発をしただけなのに、自分が悪いことをした気持ちになる。
④実際には自分を搾取している相手に、自分のようなものにかかわってくれて申しわけない気がして、一生懸命尽くしてしまう。

なぜ、罪悪感にとらわれるのか?

罪悪感の由来は、「〜すべきだ」「〜してはいけない」といった、幼い頃から教え込まれた義務や禁止に背くことへの無意識の抵抗であり、超自我的な支配である。教えに従うと、「良い子」と認められ、称賛や安心が得られるわけだが、それに逆らうと、「悪い子」とみなされ、罰や非難が浴びせられる。

罰や非難が直接には与えられないとき、(もうあなたは大人で、ここにはあなたを罰する親がいなくても)罪悪感が生じるわけだ。罪悪感とは、教えに背く自分は「悪い子」だと自分で自分を罰してしまう、親からの無意識の支配の表れだとも言える。

両極端な親や条件付きの愛情で育った人は、「良い子」であれば「優しい親」が褒めてくれるのに対して、「悪い子」だと、「怖い親」から恐怖や辱めを与えられ、それが直接与えられない場合には、うしろめたさを覚える。それゆえ、罪悪感に支配されやすくなるのだ。

罪悪感から自由になるには

つまり、罪悪感は、親からの支配の表れであり、「良い子」でなくなることに対して植え込まれてきた、恐れと怖さなのである。

しかし、支配から自由になるためには、「悪い子」になって反乱や革命を起こす必要がある。つまり、「悪い子」の自分こそが自由になるための鍵と力をもつのである。

そう考えると、状況は、まったく裏返ってみえてくる。

罪悪感は、自立に向かう過程にいることの表れなのだ。罪悪感に打ち勝ち、自分の決めた道を進むことによって、自分らしい人生を手に入れることができるのである。

もちろん、その罪悪感が、本来の自分から外れてしまうことへの良心の呵責（かしゃく）なのかどうか、その点を見極めることは大切だ。

罪悪感を克服するためのエクササイズ

では、罪悪感に打ち勝ち、本来の自分に近づくためのエクササイズに取り組んでみよう。

①罪悪感を覚えた場面を思い出して書いてください。

②親の教えや期待に背いた「悪い子」の部分は、どんな点でしょうか？

③あなたが打ち破ろうとした壁とは、何でしょうか？

④ 罪悪感をねじふせながら、あなたがなろうとした、本来の自分とは？

第五章　愛着と社交不安

根底に、不安定な愛着の課題が

　これまでの章で、対人緊張や社交不安の根底には、他者の評価を気にしすぎ、完璧な自分でいないとダメになってしまうという考えにとらわれたり、不完全な自分が暴かれることを恐れたり、父親などに恐怖や葛藤を抱えていたりすることがかかわっているということを学んできた。

　しかし、そもそもなぜ、他者の評価を気にしなければならないのだろうか。なぜ不完全な自分の弱さを恥ずかしいと思い、打ち明けるのではなく隠そうとしなければならないのだろうか。また、なぜ父親を恐れねばならないのだろうか。

　そうしたことすべての根底にかかわり、ありのままの自分でいることに安心感がもてないという根本的な問題を引き起こしているのが、不安定な愛着の問題である。

愛着とは、幼い頃の養育者との間に育まれる絆(きずな)で、心理的な現象を超えた生物学的な仕組みだと考えられている。その愛着の仕組みが、他者との対人関係の土台ともなり、また、ストレスや不安を和らげる仕組みともなっている。

愛着が安定している人では、オキシトシンというホルモンが豊富に分泌されるが、このホルモンには、不安やストレスからわれわれを守ってくれる働きがある。そのため、他者と親密な関係をもち、それを維持しやすくなるだけでなく、さまざまな緊張やストレスから身を守る仕組みとなっているのだ。

安定した愛着が育まれないか、一旦育まれても、何らかの事情で愛着が傷つくような体験をすると、ストレスや緊張・不安を感じやすくなり、社交不安障害という形で困難が表れる場合もある。

愛着スタイルと社交不安

愛着には、いくつかのタイプがあり、大きく次のように分類される。

①**安定型**……過度に依存することも、過度に孤立することもなく、ほどよくバランスのとれた関係を維持しやすい。安全基地となる存在との関係がうまく機能している。

②**回避型**……親密な関係を避けたり、気持ちや本音を抑えたり、表面的にだけ他者とかかわる。

③**不安型（両価型）**……相手にどう思われているか、他人の評価を気にする傾向が強い。その一方で、自分の期待に反することがあると、強い失望や怒り、嫌悪を示す。依存しているのに、責めてしまうという反応も起きやすい。

④**恐れ・回避型**……親しくなりたいが、接近すると、拒否されるのではないか、嫌われるのではないかという恐怖心があり、近寄りたいが近寄れないというジレンマを抱えやすい。一旦親しくなると、猜疑心（さいぎしん）や独占欲が強い面が顔をもたげ、ぎくしゃくする要因になる。

⑤**未解決型**……未解決な愛着の傷を引きずっていて、親や特定の存在のことを考えると、それだけで不安定な気持ちになる。この未解決型は、他の不安定な愛着タイプと併存

することが多い。

社交不安や対人緊張の程度は、愛着が安定型の人では低く、不安型の人ではやや高く、恐れ・回避型の人で非常に高いという傾向を示す。回避型の人では、対人緊張が高い人と低い人に分かれる。

愛着スタイルについて、もう少し詳しく知りたい方は、拙著『愛着障害』（光文社新書）や同書に所収の愛着スタイル診断テストを参照いただきたい。

愛着は、安定化させることも可能

愛着の問題は、過去の親などとの関係を反映したものだ。幼い頃の体験の影響が強いと言える。しかし、大人になってからでも、安定型から不安定型になったり、不安定型から安定型に変わるケースも少なくない。

社交不安障害の人では、恐れ・回避型が多く、不安型や回避型もみられる。

愛着の問題が大きいと思われる場合には、不安型や回避型、恐れ・回避型を改善するためのプログラムも開発されており、そうしたプログラムに基づいたカウンセリングを受けることもできる。

ワーク あなたの愛着スタイルは、どのタイプにもっとも該当しそうですか。その愛着スタイルと、あなたが感じている困難は、どのように結びついているでしょうか。気がついたことをお書きください。

第六章 回避が広がるのを止めるためには

この章では、社交不安障害の回復を妨げる大きな要因となる「回避」について学び、また、メリット、デメリットの両方をもつ「安全確保行動」についても知って、自己理解を深めていこう。さらに、回避が回復を妨げ、性格全般に広がっていく仕組みを理解し、回復のためには何が必要か考えていこう。

回避と苦手意識の固定化

社交不安障害は、遺伝的要因、発達的要因も含めた気質的な要因と、養育要因や体験的な要因が重なることで、失敗に対する恐れや特定の場面に対する苦手意識という中核症状が形成されると考えられる。

一旦恐怖感や苦手意識をもつと、その状況を避ける「回避」が起きる。回避するうちに、そうした場面に対するスキルやストレス耐性がさらに低下し、うまくやりこなせる自信も能力もなくなっていく。

最初は、我慢すればどうにかやりこなせていたことも、考えただけでも怖いことになってしまうのだ。回避することで、苦手なことが恐怖の対象として固定されてしまう。

馬から落ちたら、すぐ馬に乗れ。さもないと、もう馬に乗れなくなる、と言われる。回避しなければ、失敗体験を成功体験に変え、自信を取り戻せていたかもしれないのだが、回避してしまうことによって、チャレンジすることさえ困難な恐怖の対象になる。

これが、苦手意識と回避による症状の固定化のプロセスだ。

社交不安障害の人では、すでにある程度の固定化が起きていると考えられる。

ワーク 苦手意識が生まれた体験と、その後、回避したことによって苦手意識や怖さが強まってしまった体験があれば、それについて書いてください。

安全確保行動

回避行動は、不安の原因になる状況を避けることだが、もう一つ不安にとらわれている人にみられやすい特徴的な行動が、「安全確保行動」である。

安全確保行動は、安心感を高めるための予防的な行動のことだ。たとえば、苦手な行動をする前に、大丈夫かどうか確認するとか、おまじないのようなルーチンを行うといったことも安全確保行動である。

社交不安障害に限らず、不安が強まった状態では、回避行動とともに安全確保行動がみられる。たとえば、パニック障害の人であれば、以前パニックを起こした場所、たとえば電車を避けようとするのは回避行動である。

それに対して、万一パニック症状が出そうになったときのために、薬を携行したり、いつでも電車から降りられるように各駅停車の電車の扉の近くに乗るようにするのは、安全確保行動だ。

社交不安障害の場合も、回避行動とともに安全確保行動がみられる。人前で話したり食事をしたりする機会を避けたり、外出や人との接触自体を避けたりするのは回避行動だが、人から注目されないように、目立たない場所に席を取ろうとしたり顔を伏せたりするのは、安全確保行動だと言える。

また、失敗しないように過剰にリハーサルしたり、確認したりするのも後者だ。あらかじめしゃべることを頭の中で組み立てて、記憶してからでないと不安で話せないということは、社交不安障害の人にしばしばみられる。また、代わりにしゃべってくれる人と一緒に行動しようとするのも、よくある安全確保行動である。

安全確保行動には、部分的な回避という面もある。そこに頼りすぎると、必要な訓練の機会が減って、苦手意識を脱せられないということにもなる。しかし、苦手なことをどうにかやりこなすための対策という積極的な意味をもつ面もある。安全確保行動をすることで、完全な回避に陥ってしまうのを防いでいるとも言える。

不安障害が固定化してしまうのは、回避行動が習慣化して、改善のチャンスが失われてしまうことによる。あまりに不安が強いときは、回避行動をとり、安心を優先することも大事だが、克服するためには、回避行動や安全確保行動を減らしていく必要がある。

その場合、いきなり両方ともやめることを目標にしても、ハードルが高くなり実行が難しい。安全確保行動はむしろしっかりすることで、ハードルを下げるのが成功のコツだ。やがては、安全確保行動を減らすことも目標になるが、いきなりそれを求めても、逃げ場をなくして怖くなり、うまくいかない。

ワーク あなたが、安心感を高めるためにとっている安全確保行動には、どのようなものがありますか。それによって、得られているメリットとデメリットは何ですか。

回避の拡大と「性格」化

当初、苦手意識や回避の対象は、特定の場面に限定されていたのが、失敗や否定的体験が重なると、似たような緊張を覚える状況や失敗の恐れのある状況を避けるようになる。そして、徐々に苦手意識や回避が、他の行動や場面にも広がっていくことになる。

幼い頃から始まっている場合だけでなく途中から始まったものでも回避傾向が強い場合には、広範化しやすい。その結果、少しでも失敗しそうなことは避けてしまうため、生活の萎縮が起きてくる。就職や結婚を避けたり、人付き合いを避けてひきこもったりというケースも少なくない。

長く続いている場合には、「性格」と見分けがつかなくなり、その人の行動だけでなく、考え方や価値観までも左右してしまう。年齢が高い、病歴が長い人ほど、症状が広範化しているという事実は、こうしたメカニズムを裏付けるだろう。

もともとそういう性格だったという場合もあるが、意外に、本来は積極的で大胆なところもある性格だったのに、ある時期から消極的で、不安の強い性格に変わったというケースが少なくない。自信や自己評価の低下が生じ、回避の対象が広がってしまったのだ。

失敗を極度に恐れ、チャレンジを避けるような生き方が強まり、生活が萎縮してしまった状態を、「回避性パーソナリティ障害」と呼ぶが、社交不安障害が広範化して、人格化したものだと言えるかもしれない。

ただ、回避性パーソナリティ障害と社交不安障害は重なり合う部分もあるが、あくまで別のものだと言える。社交不安障害があっても、必ずしも積極的なチャレンジを避け、回避的なライフスタイルで暮らしている人ばかりではない。

社交不安障害を抱えていても、俳優やスポーツ選手や企業のトップとして活躍している人もいれば、首相になった人もいる。逆に、社交不安障害はないのに、回避的なライフスタイルで、消極的な生き方をする人もいる。

大切なのは、社交不安障害を抱えていも、回避性の強まった消極的な生き方に陥らないということだ。社交不安障害のために、自分の可能性ややりたいことを諦める必要はないのである。このことは、社交不安障害を克服していくうえで、とても重要なことだ。

自分のやりたいこと、やらねばならないことをやるというのが、この障害を克服するうえでもっとも重要な点である。

ワーク 自分のやりたいこと、やらねばならないことを、症状や苦手意識のために、諦めたり、避けたりしたことはないですか。現在も諦めたり、避けたりしていることはありませんか。そのことについて書いてください。

ワーク 右のワークで書いた、自分で諦めたり、避けたりしていることを、どう感じていますか。本当はどうしたいと思っていますか。いますぐできなくてもいいので、どうしたいか、どうなりたいかについて書いてみましょう。そんなことを書いても実現できないと思う必要はありません。自分の願望を言葉にすることが、それを実現する第一歩となるのです。無理だと思って考えることも避けてしまうことが、あなたの行動を妨げている回避にほかならないのです。そのことを言葉にするだけで、回避を打ち破る第一歩が踏み出せるのです。

回避の悪循環を止めるには

社交不安障害は、回避することによって症状の固定化、広範化を生じ、回復が妨げられることを学んだ。それゆえ、克服のためには、回避することをやめていくということがとても重要であった。

しかし、回避をやめ、苦手な状況に立ち向かっていくことは、口で言うほど簡単なことではない。そこを突破し、負の循環を逆転させるためには、どうすればいいのだろうか。

回避してしまうのは、体に刻み込まれた不安や恐怖心のためである。不安や恐怖心は、脳の奥にある扁桃体（へんとうたい）という比較的原始的な器官に刻まれた強い情動反応だ。そのため、理性のコントロールも利きにくい。逃げてはだめだと思っていても、不安にとりつかれると、体が拒否してしまう。

取り組もうと思っても、怖じ気（おけ）づいてやめてしまうということを繰り返しているうちに、自信もなくなり、圧倒的な恐怖や不安の前に、自分には無理だという思いが強まっ

悪循環のサイクル（自信喪失と苦手意識の固定化）

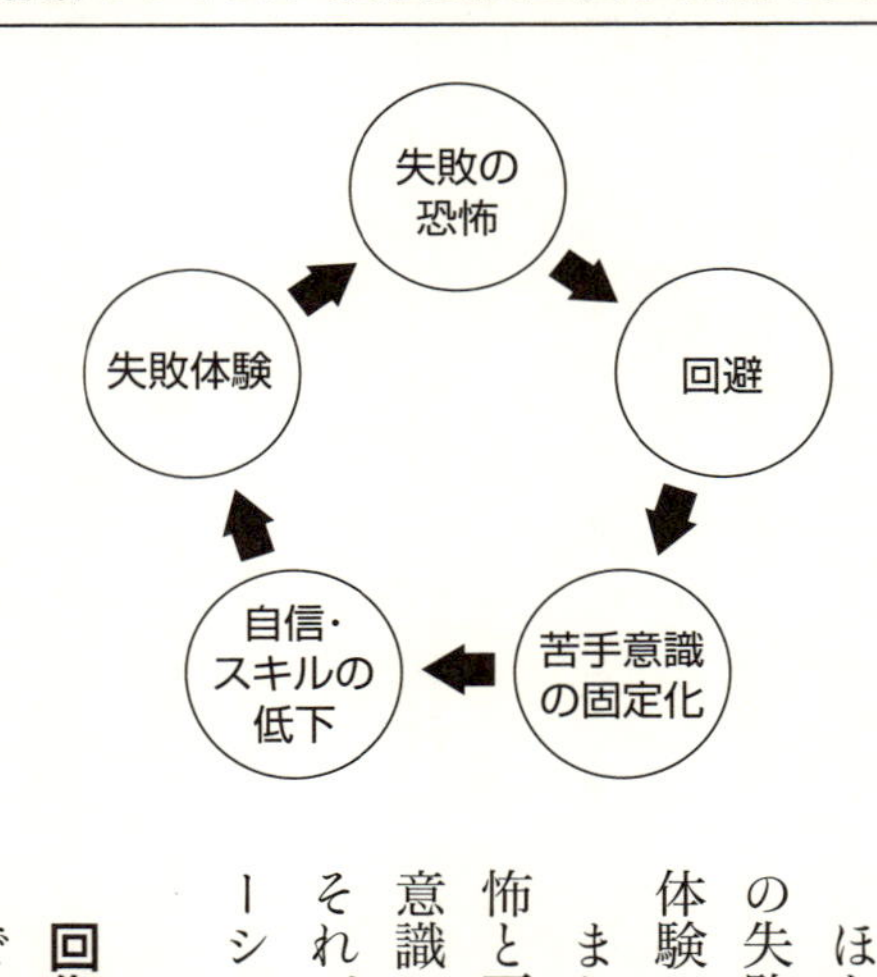

てしまう。上の図のような悪循環のサイクルができ上がってしまうのである。

ほとんどのケースは、社会的場面での何らかの失敗体験や恥ずかしい体験、体調が悪くなる体験から、悪循環のサイクルが始まっている。

また同じことが起きるのではないかという恐怖と不安から、その状況を回避することで苦手意識の固定化や自信・スキルの低下が進行し、それがまた失敗体験を招き寄せ、そのシチュエーションに対する苦手意識を強めることになる。

回復のサイクル

では、どうすればいいのだろうか。この状況から回復していくためには、悪循環のサイクル

好循環のサイクル（暴露療法）

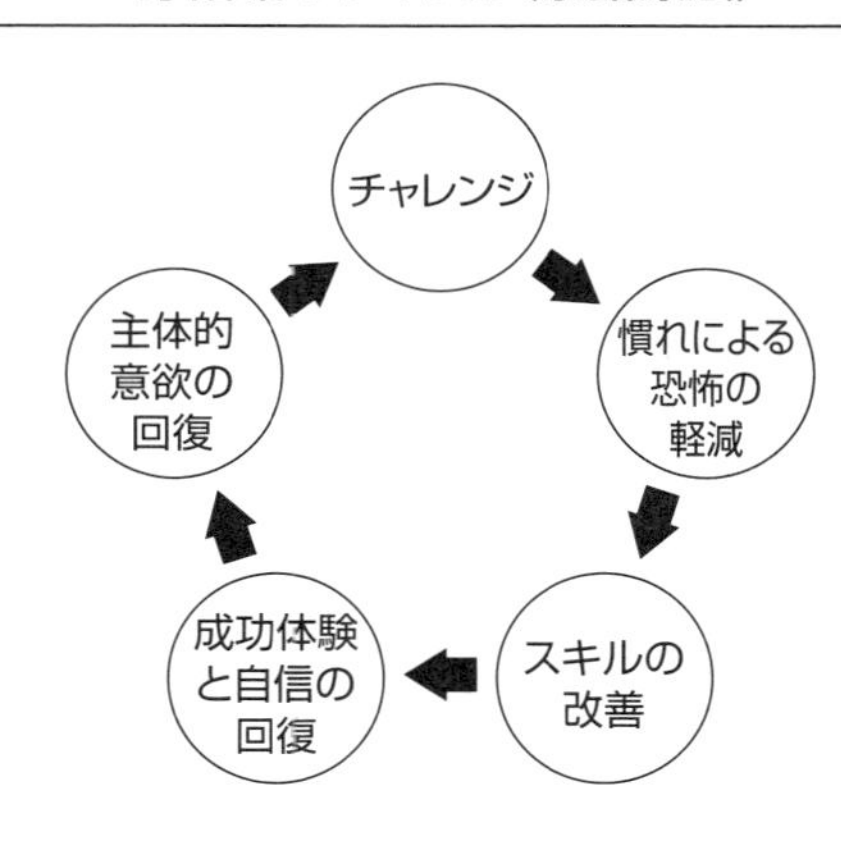

を逆転する必要がある。そこで鍵を握るのは、「脱感作（だつかんさ）」という現象である（一〇四ページで詳述）。人間は、どんなことにも慣れる力をもっている。不安や恐怖心を取り除くためにもっとも有効なのは、実際に行動して、恐れていることに慣れてしまうことなのだ。最初は苦労してでも、やりこなせる経験を積んでいくと、不安や恐怖は大幅に減っていくのである。

悪循環を逆転させるには、回避をやめ、苦手な状況に飛び込んでいくしかない。実際、そうした方法はエクスポージャー（暴露療法）と呼ばれ、現在のところ、社交不安障害のもっとも効果的な治療法である。

小さなステップに分けて進む

この回復のプロセスがうまく進んでいくためのポイントは、少し努力すれば達成可能な課題を設定し、チャレンジするということだ。成功確率が低い無理なチャレンジでは長続きしにくいし、また手痛い失敗をして、よけいに自信をなくしてしまう危険もある。

大きな目標も、小さなステップを刻んで達成していくということが基本になる。目標とすることができるかできないかのどちらかしかないというような、百点以外はどれも零点だと受け止めてしまう思考が強い人だと、小さなチャレンジなどやっても無駄だと思いがちで、回復が妨げられやすいと言える。

自分なりに達成可能なチャレンジをすることによって、チャレンジすることの恐怖感が減り、課題をどうにかやりこなすことでスキルや自信が高まり、それがさらにチャレンジする意欲につながっていくというプロセスにつながっていく。

また、そうした地道な方法とは逆に、一気に強い刺激を与え、それを乗り越えることで、苦手意識など吹き飛ばしてしまうという方法もあり、「フラッディング」と呼ばれる。

こちらは少々乱暴なのだが、確かに有効な場合もあり、勝負が早いというメリットもある。しかし、裏目に出ると、もっと苦手意識や拒否反応が強まってしまうことにもなりかねないので、安全・確実にという場合は、お勧めできない。窮余の手段と考えておいた方が良いだろう。

アルバート・エリスの場合

論理療法という心理療法を創始したことで知られる心理療法家のアルバート・エリスは、人前でしゃべるのが大の苦手で、そのことで悩んでいた。話そうとすると声が震え、頭が真っ白になって、何を話しているのかわからなくなってしまうのだ。今日の診断では、まさに社交不安障害の状態だったと考えられる。

エリスは、人前でしゃべることを避けるようになっていたが、あるとき、一念発起して、自分にある日課を与えることにした。それは、公園のベンチにかけている女性に、毎日話しかけるというものだった。

のべ百三十人に声をかけたが、そのうち三十人くらいはエリスを無視して立ち上がり、どこかに行ってしまった。あとのおよそ百人は、エリスの話の相手をしてくれた。そして、一人とは、デートの約束をしたという。

いずれにしろ、そうした訓練を積んだ結果、エリスは、まったく緊張せずに人前でも話せるようになったのである。エリス自身こう述べている。

「この訓練中に、誰も吐きもしなければ、警官を呼ぶこともなかったし、私が死ぬわけでもなかった。私の想像の中で恐れていたことではなく、現実に起こることを実際に試してみて、納得することで、私は女性に話しかけることに対する恐怖心を克服したのである」

このエリスの方法は、エクスポージャー（暴露療法）に他ならない。苦手な場面や行動に、あえて身をさらすことによって、脱感作を起こし、不安や恐怖を感じなくすることができるのである。日常用語で言えば、慣れということになる。人間は大抵のことに慣れるようにできている。

脱感作とは、感作された状態を脱することである。感作とは、過敏な状態になることを指す。花粉に感作することで、花粉症を発症するように、社交不安障害の人では、人前で話すという状況に対して感作が起き、敏感になっているのである。

この敏感さを取り去る脱感作の方法としては、大きく二つある。一つは、ごく弱い負荷から段階的に負荷を強めていき、徐々に慣れを起こす方法である。こちらは段階的暴露と呼ばれる。もう一つは、実際の負荷よりも、もっと強い負荷を与えることによって、感受性の限界設定を、いきなり変えてしまう方法である。

たとえるなら、数学が苦手で嫌いな中学生がいた場合、小学生の内容に戻って、基礎から段階的に進んでいき、わかることを味わわせることで数学の苦手意識が薄らいでいくというのが、段階的暴露だと言える。

しかし、子どもによっては、レベルの低い内容に取り組まされることで、余計やる気が低下したり、途中で投げ出したりしてしまうことも起きるかもしれない。

そこで、あえていま習っていることよりも、難しいことを教えて、それができるようになることで自信を高め、数学への苦手意識を払拭するのである。

前者の方法が正統派であるし、時間はかかっても成功率が高く、無難だと言える。しかし、後者の方法の方が、有効な場合もある。

たとえば、頻尿の状態を改善する方法として、近年一般的になっているのは、オシッコをためる訓練で、それも、少しずつ間隔を延ばしていくのではなく、それまで三十分おきにトイレに通っていたのを、一気に三時間とか我慢してもらう。すると、膀胱が大きく拡張するので、以後、少しぐらい尿がたまっても、過敏に尿意を感じることがなくなる。その改善は、徐々にというよりも、一気に起きる。徐々にやっていたのでは、かえって効果が弱い。

エリスの場合も、公園で見知らぬ女性に声をかけるという負荷は、人前で講演をしたり、発表したりすることよりも、ある面では大きいと言えるかもしれない。

エリスは、あえて強めの負荷をかけることで、それに比べたら、人前で普通に話すことぐらい何でもないと思えるようにしたのだろう。それによって、劇的な改善効果が得られたと言える。

もちろん、負荷が大きい分だけ、挫折してしまう危険性も高い。それを実行すれば、克服できるとわかっていても、とてもまねできないと感じてしまう人もいるだろう。

エクスポージャー階層表を作成する

ここからは、エクスポージャーの具体的なやり方を紹介していく。

あなたが苦手とする度合いの強い状況から弱い状況まで、順番に並べた一覧表を作る。これは段階的にエクスポージャーを進めていくときにのぼっていく、階段のようなものだ。

次ページの例を参考に、自分の場合で作成してみよう。右側の「恐怖レベル」は、恐怖の度合いを〇～一〇〇の数字で表したものだ。

次ページのケースの場合であれば、日常生活や普段の社会生活における恐怖評定はあまり高くなく、人前でのスピーチやプレゼンという特定の行動において、不安・緊張が高まるパフォーマンス限局型の社交不安障害であることがわかる。

階層間の評定に大きなギャップが生じないように、中間レベルの行動をできるだけリストアップすることが大事である。

また、この表のように、四〇未満の評定のものが多くなっても、実際のトレーニング

順番	具体的な行動	恐怖レベル
1	大きな行事でスピーチをする	**100**
2	役員の前でプレゼンをする	**90**
3	顧客の前でプレゼンをする	**70**
4	会議で発言する	**50**
5	会議に出席する	**45**
6	初対面の顧客と面談する	**40**
7	顧客と電話で話す	**30**
8	同僚と昼食をとる	**20**
9	同僚とおしゃべりをする	**15**
10	家族と外食する	**10**

にはあまり活用できない。というのも、評定が四〇未満のものは、多少緊張はあっても、大きな困難があるというほどではないので、苦手を克服するエクスポージャーとしては適さないためだ。

一応リストアップしたうえで、四〇以上のものが、豊富に揃うようにすると良いだろう。

エクスポージャーをデザインする

苦手なことのリストができたわけだが、これをもとに、その人にとって苦手ではあるけれど、努力すれば、どうにかやりこなせる行動を選んで、それを繰り返し実践していく。

難しすぎるか簡単すぎるかで、ほどよい難しさのものがない場合は、エクスポージャーとして手頃な行動をデザインする必要がある。

たとえば、前ページの表のケースであれば、「会議で発言する」と「顧客の前でプレゼンをする」の間には、いきなり二〇ポイントも開きがあり、会議で発言するだけではあまり練習にならず、かといって顧客の前でプレゼンをするというのはハードルが高いうえに、練習でやらせてもらうというわけにもいかない。

そこで、それより少しハードルを下げた、週に二、三回くらいできるような行動を設定する工夫をする必要がある。このケースの場合だと、「家族の前でプレゼンをする」とか、「同僚やカウンセラーの前でプレゼンをする」といったことが、中間の段階として考えられるだろう。

エクスポージャーの頻度は、ある程度高いほど効果的だ。週に二、三回以上行うと、もっとも効果が期待できるとされる。

家族、カウンセラー、同僚の前で、一回ずつリハーサルをするだけで、三回リハーサルできるので、かなり効果的だと言える。また、使われる会場や会議室であらかじめ練習することが可能な場合には、聴衆がいなくても、そこでリハーサルを行えば、場慣れの効果により本番での緊張も大きく低下する。

プレゼンを月に一回行うと、かえって緊張してしまうが、週に三回行っていれば、脱感作（慣れ）が起き、平気になりやすい。

エクスポージャーの実践と具体的な例

では、さっそくエクスポージャーを実践してみよう。あなたが努力すれば、七割くらいの確率で実行できそうな行動を、できるだけ具体的に決める。その行動に週二〜三回取り組むようにする。

一回の行動時間は、ある程度長い方が効果が出るし、苦痛も小さくなっていく。最低三十分、できれば一〜二時間程度、その場に居続けて、その行動に取り組むようにする。

毎回、行動を開始する前の恐怖レベルと、終わった後の恐怖レベルを数字で記録する。

エクスポージャーとして使える行動例を挙げておこう。


〈スピーチやプレゼンが苦手な場合の例〉

- 部屋に入っていくとき、大きな声を出して挨拶する。
- 会議で、一回以上発言か質問をする。発言するときは、立って、できるだけ目立つようにする。
- 人のプレゼンに、必ず一回は質問する。
- 友人や家族とカラオケに行き、大きな声で歌う。
- 友人や家族とカラオケに行き、セリフのある歌を熱唱する。
- カラオケでスピーチの練習をする。
- 家族の前でプレゼンやスピーチの練習をする。
- 会議室で部下に聞き手になってもらって、プレゼンのリハーサルをする。
- 朗読や演劇のサークルに入り、定期的に練習に通う。
- プレゼンやスピーチの機会を意図的に増やす。

〈おしゃべりや会食が苦手な場合の例〉

- 同僚に一日一回以上話しかける。

・同僚に一日三回以上話しかけ、雑談をする。
・同僚とおしゃべりをしているときに、できるだけ相づちを打ったり、笑ったりする。
・同僚の興味のありそうなことを尋ねる。
・混雑しているレストランで食事をする。
・毎日同僚とランチをする。同僚がランチをしているところに、加えてもらい一緒に食べる。
・同僚とランチをしているときに、同僚が興味ありそうなことについて質問する。
・同僚や友人を、お茶（食事）に誘う。

〈学校や研究室など特定の場所に行くのに抵抗が強い場合の例〉

・自宅の最寄り駅近くのカフェまで行き、一～二時間過ごす。
・最寄り駅の中のカフェで一～二時間過ごす。
・近くの図書館に行き、一～二時間過ごす。
・学生バイトの多い店でバイトをする。

・他の学校に行き、一～二時間過ごす。
・自分の学校の近くまで行き、一～二時間過ごす。
・休日の学校に行き、一～二時間過ごす。
・放課後の学校に行き、一～二時間過ごす。
・学校の図書館や別室に行き、一～二時間過ごす。

〈異性といると緊張してしまう場合の例〉

・異性のカウンセラーから、カウンセリングを受ける。
・異性の教師から、英会話を学ぶ。
・異性のマッサージ師にマッサージをしてもらう。
・異性の友人に事情を話し、握手やハグ、肩組みをしてもらう。時間が長ければ長いほど良い。
・スナックやパブなどでアルコールは飲まずに、異性のスタッフとできるだけしゃべって過ごす。

・異性の香りのする香水を部屋に撒く。

段階的エクスポージャーのエクササイズ

以上の例を参考に、使えそうな行動をリストアップし、階層表を作ってください。その階層表に基づいて、達成できそうなことからトライしていきましょう。

エクスポージャーのターゲットとなる行動を具体的に書いていき、週に二～三回を目標に、その行動を実践してください。

ターゲットとなる行動

その行動ができなかったとき、代わりに行い、自分を叱咤する行動（罰則行動）を決めておき、それを必ずやってください。

自分を叱咤する行動

自分を叱咤する行動の例

- 家族全員の皿洗いと便所掃除、洗濯物畳みをする。
- ゲームやスマホ、ネットを一日断つ。
- 晩酌を一日断つ。
- スクワットや腹筋を三分ずつ五セットする。
- 般若心経を三回書き写す。
- プログラムで取り組んできたことを、書き写す。
- 家中の窓ガラスを拭く。
- 英語の勉強を二時間する。

日付	実施状況	抵抗する思考／超越する思考	恐怖レベル
1回目 ／			開始前 （　／100） 実施後 （　／100）
2回目 ／			開始前 （　／100） 実施後 （　／100）
3回目 ／			開始前 （　／100） 実施後 （　／100）
4回目 ／			開始前 （　／100） 実施後 （　／100）

・一時間歩く。

実施した記録

　行動を実践し、記録をつけてください。実施しようとしたとき、不安を呼び寄せたり、逃げようとする思考（抵抗する思考）と、それに打ち勝ち、乗り越える思考（超越する思考）についても記録してください。記録頻度を多くするほど効果的です。

第七章　あるがままの自分を受け入れる

森田正馬の実体験と気づき

本章では、対人緊張や不安を改善するうえで、有用なもう一つの理論である森田療法の考え方や実践について学ぶことにしよう。森田療法は、精神科医の森田正馬（もりたまさたけ）によって生み出され、独自の発展を遂げた日本由来の精神療法である。

日本人には、もともと対人緊張や不安が強い人が多く、森田自身も不安神経症に苦しめられた。彼は、自分自身の障害を自ら克服する中で、回復するための一つの方法にたどり着いたのである。まず、森田自身の体験からみていこう。

森田は、生来神経質なところがあり、心臓神経症（現在の診断でいうパニック障害）

に苦しめられた経験もあった。医学部の学生だった頃、心臓の動悸が気になって、勉強が手につかなくなった時期もあった。しかも、大事な試験を控えているというのに仕送りの送金が遅れ、このままでは生活も行き詰まってしまうという状況に追い込まれたのである。

瀬戸際に立たされた森田は、こうなったら死んだ気でやってやると開き直り、動悸がして苦しくなろうがかまわずに、試験勉強を続けた。そして、どうにか試験を突破することができたのだが、気がついたら、いつのまにか心臓神経症も治っていたのである。

この体験から神経症を治す極意は、症状など放っておいて、自分のなすべきことをすることだと悟ったのである。

森田は精神科医となってから、このときの体験を治療に用いるようになる。すると、長年神経症に苦しんできた患者たちの中から、顕著な改善をみせるケースが現れ、その有効性をいっそう確信するようになった。

森田は、今日で言えば、パニック障害や社交不安障害のために学業や仕事を休んで病気の療養をしている患者に出会うたびに、症状を理由にやるべきことを避けていては決して回復しないと伝え、たとえば症状のために試験を受けないという患者には、治療を引き受けないと言い渡したこともあった。

　森田は、苦手な状況にあえて飛び込んでいくことを勧め、それを「恐怖突入」と呼んだ。不安になっても、それをどうにかしようとするのではなく、自分がやるべきことに注意を集中せよと、指導したのである。

　森田の教えを実践することは容易ではない場合もあるが、勇気を出して、その教えに従った人では、実際に顕著な回復が起きたのである。

　回避が、症状の回復を邪魔してしまうということを熟知していた森田は、回避をやめれば回復への道が開けるということを患者に教え、勇気を奮い立たせることによって実際に回復に導いたのだ。

ユングの場合も

　ちなみに、精神医学者のユングも、子ども時代に同じような体験をしている。ユングの場合は、もっとやっかいな症状で、てんかん発作が起きてしまうというものだった。

数学が苦手だったユングはギムナジウム（ヨーロッパの中等教育機関）で成績不振に陥り、周囲から馬鹿にされたり、いじられたりしていた。そんなある日、てんかん発作が起き、学校にも行けなくなったのだ。

当時、てんかんは治療の難しい疾患だった。ある日、父親が友人の医師と話しているのをユングは立ち聞きしてしまう。父親は、息子の状態について友人に語り、「あのまま一生回復は難しいだろう。あの子がかわいそうだ」と、嘆いていたのだ。

その言葉を聞いたユングは、自分がそんな重病だと知って驚く。と同時に、こんなことをしている場合ではないと、逆に奮起する。おそらくユングは心のどこかで、その病気が自分の気持ちから生じていることを、薄々気づいていたのかもしれない。

その直後、ユングは意を決して勉強に取りかかる。すると、それをいやがるように発作が起き、体はけいれんして倒れたが、すぐさま立ち上がって、勉強を続けた。二、三度、発作が襲ってきたが、それでもやり続けていると、もうそのときから発作は起きなくなったのだ。ユングは再びギムナジウムに通い始め、猛勉強の甲斐あって成績も上がり、その後、医学部にも進むことができた。

克服のためにユングが行ったことと、森田が行ったことは、驚くほど似ている。いや本質的には同じと言っていいだろう。回避せず死にものぐるいでぶつかっていくこと。ただ、そこでポイントとなるのは、自らの決断と決死の覚悟で、それまで逃げていたことに立ち向かおうとしたことだ。無理矢理やらされたり強いられたりしたのでは、同じことをしても克服にはつながらなかっただろう。

その意味でも、追い詰められたときというのはチャンスでもある。もう回避していてもダメだというところまで来て、初めて死にものぐるいでぶつかり、逆転が起きるということも多いのだ。

ワーク 森田やユングの体験から、あなたが感じたことはどんなことですか。また、彼らの経験を、あなた自身の回復に役立てられそうな点はありますか。

森田はその後、自分の理論を鍛え上げ、森田療法と呼ばれる治療法を確立する。すべてのケースに有効なわけではないが、社交不安障害を含む不安障害には、とても有効な場合がある。

そのポイントは、症状を取り除いたり、治したりすることを目的とするのではなく、「しなければならないことをすることを目的とする」ということだ。

しかし、さまざまな不安や強迫観念がおそいかかってきて、肝心なことをしようにも、とてもそんなことはできないと、多くの患者は感じるだろう。

それに対して、森田は、症状は仕方ないと受け入れ、それに逆らわずに放っておきなさいと教える。症状を取り除こうとせず、自然のこととして受け入れるわけだ。

抵抗しないということは、自然の現象に対して従順になるということだ。雨が降ったり雷雲が起きたりするのと同じような自然現象として受け止め、それを何とかしようとはしないということだ。

森田はさらに一歩進んで、自分の心の動きというものを観察し、大きな視点でみられるようになることが、症状へのとらわれを脱することにつながると言う。

これらの考え方は、禅に通じると言える。森田は禅を学び、禅の教えにも通暁（つうぎょう）していた。近年はやっているマインドフルネスでも同じような考え方をするが、森田は、禅にあったそうした考え方を治療に取り入れた先駆者だったと言える。

森田の独自なところは、症状にではなく、自分のしなければならないことの方に目を向け、行動することを重視し、まさにその点に回復の極意があると見破ったことだ。

こうした考え方は、ＡＣＴ（アクト）と呼ばれる、マインドフルネスと認知行動療法を組み合わせた治療法にも取り入れられている。ＡＣＴでも、症状や自分を苦しめていることをありのままに受け入れるとともに、自分がどうなりたいのか、自分が目指す目的を明確にして、それに向かって取り組むことで回復を図っていく。

社交不安障害の場合で言えば、あがろうが、緊張しようが、手が震えようが、声がうわずろうが、吐き気がしようが、おなかが痛かろうが、そんなことは放っておいて、やらなければいけないことをやる。人前で話す場であれば、いま話していること、伝えようとしていることに精魂を傾けるということだ。

ＡＣＴのプログラムも、そうした考え方を取り入れ、改善に向けた取り組みを進めていけるようになっている。

ワーク　症状も自然現象の一部であり、それに抵抗したり取り除こうとしたりせず、そのままにしておいて、自分のやるべきことや、自分が本当にやりたいことに注力するという森田やACTの克服法について、あなたはどんなことを感じましたか。

逆説的治療のエクササイズ

森田がしばしば用いた治療技法の一つに、逆説的治療という方法がある。神経症の患者さんのとらわれを逆手に取った方法で、人によっては著効を示し、十年以上苦しんでいた症状が、たった一回の診察で完治したというケースも何例かあったという。

この方法は、アウシュビッツ強制収容所のサバイバーで、精神科医のヴィクトル・フランクルもよく用いた。

どういう方法かというと、本人が恐れている症状をもっと頻繁にもっと強く出すように義務づけるものだ。たとえば、鍵を五回も六回も確認しないと気が済まなくて困るという患者には、必ず二十回確認するように指示し、それを守らせる。通常の行動療法とはまったく逆なことを課すわけだ。

パニック障害や神経性の胃けいれんで苦しんでいる人には、病状の観察が必要なので、その症状を起こしてみせるようにとお願いする。すると奇妙なことになる。やってはいけない、不安や発作におそわれてはいけないと思っていると、そうなることが怖くて、やらないではいられなかったり、いまにも起きるのではないかとおびえているのだが、もっとやるように、もっと発作を起こすようにと言われると、強迫行為をすることがばかばかしくなってやりたくなくなったり、あれほど恐れていた発作がなかなか起きてくれなかったりするのだ。

社交不安障害の人であれば、すごく緊張してあがったときの状態をみせてほしいと頼み、所定の文面を、スピーチするようなつもりで読み上げてもらう。その場合、「もっと緊張してみてください」とか、「もっと手を震わせてください」とか、「もっと顔を赤くしてください」と指示を出す。そして、緊張の度合いをもっと高めるように、途中でも指示を追加する。オーバーアクションに緊張した様子が出せると、「だいぶいいですね」「その調子です」と声をかける。

終わってから、「どうでしたか。だいぶ緊張できましたか」と感想を尋ねる。

その後で、「もう一度やりましょうか。今度は普通にしていいですよ」と言って、再度、文面を見ながらスピーチしてもらう。

終わってから、もう一度感想を聞く。

「緊張しているかとか、手や声が震えているかとか、そんなことはどうでもいいんです。大事なのは、あなたが伝えようとしていることを、心を込めて伝えることです。それだけに集中してください」

そう話してから、「では最後にもう一度、心を込めて、伝えてみてください」と教示し、文面を見ながらスピーチしてもらう。

第八章 考え方を逆転する

チャレンジに失敗はつきもの

この章では、認知行動療法やACTの手法を用いて、チャレンジを恐れ、回避してしまう気持ちに揺さぶりをかけてみよう。回避からチャレンジへと転換を図るうえで、一つの山場だと言える。

何かにチャレンジすることは、必ずしも成功を約束してくれるわけではない。回避が強まっている人は、失敗や拒否反応に対して敏感になり、臆病になっている。失敗するのでは、拒否されるのではと思っただけで、行動にブレーキがかかってしまうのだ。

失敗や拒否の可能性は、チャレンジの難しさによっても違ってくる。たとえば、頼み事をする場合でも、道を聞くとか、試験範囲を教えてもらうということなら、拒否されるリスクは低い。もっとも、中には気難しい不機嫌な人もいて、ささいな頼み事なのに素直に応じてくれないという場合もあるだろうが。

一方、デートや借金の申し込みとなれば、拒否されるリスクは当然上がる。

社交不安障害の人は、難しいことで失敗した経験から、ごくやさしいことでもうまくいかないのではないかと、悲観的に思い込んでしまう。

それなのに、またいきなり難しいことに再チャレンジしてしまい、みすみす失敗を重ねるというパターンも多いのである。

その悪循環を改めるためには、チャレンジに失敗はつきものだが、まずやさしいチャレンジをして成功確率を上げることによって、慣れやスキルの改善、自信の回復が生じ、次第に難しいチャレンジもやりこなせるようになるという原理を頭に入れておくことが大事だ。

逆に難しく慣れていないことにチャレンジする場合には、少々の失敗はつきものであり、仕方ないと諦めるべきなのだ。失敗をしても仕方がないし、慣れていないのだから当たり前、そんなことより大事なのは、自分がしようと思っていることを精一杯やるということなのだ。それはトレーニングであり、失敗もトレーニングの一部だと受け止める。絶対失敗してはいけないという思考にとらわれるのではなく、失敗しながらでも最後までやり遂げようと思うことが大事なのだ。

格好良さや形式よりも、誠意と中身で勝負する

チャレンジに失敗はつきものであり、難しく慣れていないチャレンジをすればするほど、失敗するリスクも高まるのは当然なのに、社交不安障害の人は、自分に完璧なパフォーマンスを要求する。それ以外は、恥ずかしい失敗と思い、あってはならないことと考えがちだ。ずいぶん無理なことを自分に求めてしまっている。

大事なのは、自分はアナウンサーや話のプロなわけではないのだから、あがったり、うまくしゃべれなかったりするのは、ごく自然なことであり、少しぐらい失敗しようが、そんなことは大して重要なことではなく、誠実に自分のつとめを果たすことこそが大事なのだと言い聞かせることである。

再チャレンジに抵抗する気持ちと向き合う

回復に抵抗する気持ちがあり、自分自身がブレーキをかけている場合もある。そういう場合には、なかなか本気でチャレンジするということをせず、肝心なことになると逃げ腰になってしまい、課題にも消極的にしか取り組もうとしない。こうした心の抵抗が生じる場合、次のような背景がある。

①恥をかくこと、また失敗することへの恐れ

恥をかくことや失敗すること、また、傷つけられることや面目を失うことへの恐れのため、頭では動きたいと思っているが、実際には動けない。そこには、②で述べるトラウマが関係している場合もある。

高い目標を自分に課しすぎて、それをうまくやりこなす自信がないという場合もある。失敗への恐れは、どうせうまくいかないという思い込みとも表裏一体で結びついている。

②トラウマを克服できていない場合

失敗体験が強いトラウマとなり、チャレンジを困難にしている場合だ。チャレンジすることを考えるだけで、不安が強まり、気もそぞろになってしまう。いくら頭の中でチャレンジが必要とわかっていても、体が抵抗して動けない。

③完璧主義による高いハードル

高い目標や理想の自分へのこだわりがあるが、現実の自分がそれをうまくやりこなせないか、やりこなせたとしても大変な負担がかかり、気力を使い果たしてしまうため、継続することが難しい。

④アイデンティティとの不協和

そのチャレンジ自体に、積極的な意味や価値を感じておらず、チャレンジと主体的な意思とのあいだにズレが生じている場合。たとえば、本当は別にやりたいことがあるのに、自分の興味や関心がないことに頑張りを求められ、本心とのギャップが広がってしまっている。

⑤疾病利得への安住

回復したとしても、また、つらいことをやらなければならなくなるだけだという思いが心のどこかにあり、自分が回復することを望まず、現状にとどまろうとしている場合もある。その状況を脱するには、強い決意が必要である。

チャレンジに抵抗する気持ちに向き合う

チャレンジしたい気持ちがある一方で、自分には怖くてできない、やってもどうせ失敗する、いやな思いをするだけだ、本当はそんなことはしたくない、このままでもいいなど、気持ちを鈍らせる思いが、心の中には渦巻いているものだ。

その多くは事実というよりも、思い込みや心の中の恐れにすぎないのだが、恐怖心という強い情動と結びついているため、チャレンジしないという選択に回避し続けてしまうのである。本当の敵は、自分の心の中にあるのだ。

そこで、このチャレンジに抵抗する気持ちの壁を突破することが、大きな課題となる。

ワーク あなたが、チャレンジを避けるとき、その挑戦を邪魔している気持ちや恐れている事態とはどんなものでしょうか。失敗することですか、恥をかくことですか、具合が悪くなることですか、自分の本心とのズレですか、つらいことをしたくないという思いですか。それについて、すべて書いてください。

① 認知的再構成のエクササイズ

恐れている事態は、これまでの人生で何回ぐらい実際に起きましたか。また、実際にそうしたことが起きたとして、それは取り返しのつかないほど大きな損失でしたか。チャレンジを避けることによる損失と比べてみてください。

うまくやれている人は、一度も失敗などしたことがないと思いますか。失敗を恐れてチャレンジを避けていたら、うまくいくようになるでしょうか。うまくいかないことは、悪いことですか。失敗を恐れ、チャレンジを避けることは、賢い選択と言えますか。

みんなの前で恥をかくのはそんなに怖いことですか。堂々と失敗して笑われることと、笑われるのが怖くてチャレンジしないことと、どちらが恥ずかしいでしょうか。あなたは、人に笑われたり、傷つけられたりしなければ、それでいいと思いますか。人に笑われたり、傷つけられたりすることは、あなたらしく生きることより重大なことですか。人に笑われたり傷つけられたりしないことが、あなたらしく生きるということですか。

あなたは、何を恐れているのですか。チャレンジを避け、あなたのプライドや名誉は傷つかないで済みますか。もっと大切なものが傷ついてはいないですか。もっと大切なものを失ってはいないですか。あなたにとって、もっと大切なものとは何ですか。

では、なぜ、あなたはそれを選ぶのですか。他の選択肢を選ぶことはできませんか。他の選択肢とは、どうすることですか。

など、質問を重ねていき、その人の思い込みに気づかせ、それを修正していきます。

② とらわれを除去するエクササイズ

あなたのチャレンジを妨げているものとして書いてくれたことを、もう一度整理しましょう。その中から、一番恐れていることを一つ選びます。そして、「ぼくは人前で失敗して、恥をかくのが怖い」というように、一つのフレーズに要点をまとめます。そして、そのフレーズを、二十回声に出して繰り返してください。

最初のうちは、小さい声でもかまいません。力強く声を出すことができるようになるほど、あなたは恐怖の呪縛を弱めることができます。

カウンセラーや協力する人がいる場合には、一緒に唱和したり、「よし」「そりゃ」「ほれ」というようなかけ声を出して、本人の発声を応援してください。

③ 毒をもって毒を制するエクササイズ

あなたが先ほど書いてくれた事態よりも、もっと最悪の事態としては、どんなことが考えられますか。避けたいけれども、どうしても避けられないような最悪の事態を、一つか二つ書いてみてください。たとえば、「がんと宣告され、手術を受けて抗がん剤の治療をしないと死んでしまうと言われる」「足を切断しないと、全身壊疽で死んでしまうと告げられる」

いま書いてくれた最悪の事態と、あなたがチャレンジしないといけないことのどちらかを選ばなければならないとしたら、どちらを選びますか。どちらが楽で幸せな選択肢ですか。あなたが、いま得た結論を、「～するのに比べたら、～するのは、ずっと楽で幸せなことだ」というフレーズにまとめてください。そのフレーズを、十回声に出して繰り返してください。

④時間を進めるエクササイズ

あなたが、いまの状況のまま回避し続けて三年経ったとき、あなたはどうしているか想像してみてください。同じように、十年経ったときについても想像してみてください。あなたは、その状況をどう受け止めるでしょうか。

いままであなたが恐れてきたことよりも、もっと恐れるべきことは何であるか、あなたは気づきましたか。もし気づけたら、そのことを書いてください。

いま、あなたがたどり着いた気持ちを、「十年後も～しているのはいやだ。ぼく（私）は～したい（～になりたい）」というフレーズにまとめて、それを力強く発声しましょう。五回繰り返してください。協力者がいる場合には、一緒に唱和したり、かけ声を出して応援してください。

⑤ 別人の視点になるエクササイズ

友人が、チャレンジできず、回避して暮らしています。その友人が、「おれは、どうしたらいいんだ」とあなたに聞いてきました。友人に向かってアドバイスをするとしたら、どう言ってあげますか。

失敗する怖さにとらわれ、動けなくなっているときというのは、目の前のことしか見えていない。物事をもっと大きな視点から見ることができると、本当に大事なことは何かを悟り、自分が小さなことにとらわれすぎていることに気づくようになるのである。

第九章　パニックに対処する

社交不安障害も含めて、多くの不安障害や回避をともなう状況を乗り越えようとした場合、それをいっそう難しくするのは、パニックと呼ばれる生理的なカタストロフ（破局）が、恐怖をあらがいがたいものにしてしまうことだ。

不安をコントロールするうえで、パニックへの対処が非常に重要になる。本章では、パニックに対処する方法を学ぶことにしよう。

パニックのメカニズム

森田やユングの例からもわかることだが、不安障害や解離性障害のような神経症では、共通のメカニズムが病気からの脱出を困難にする。その一つは、症状によって活動が妨げられるだけでなく、「症状が出る」という恐れによって、本来すべき活動を諦めてしまい、この症状が治るまでは、自分は何もできないと思ってしまうことだ。

実際には回復のために必要なのは、症状など関係なく、本来すべき活動を行うことである。ところが、病気の症状が関心の中心になり、そのことにばかり気を取られると、治ることから遠ざかってしまう。回復のために必要なことはまったく逆で、症状に無関心になることなのだ。

ただ、そう口で言うのは簡単だが、実際に症状に対して無関心になるというのは容易ではない。なぜだろうか。それは、症状自体の恐怖に加えて、不安が強まりパニックに陥ると、冷静な判断や対処が難しくなるためだ。

パニック障害にしろ、社交不安障害にしろ、克服を困難にするのは、その苦しさが制御不能に思え、不安と恐怖に圧倒されてしまい、理性の力など、どこかに消し飛んでしまうことによる。

不安で息苦しくなったり、動悸や冷や汗や吐き気で、苦しくてたまらないと感じているとき、なすすべもなく、ただ恐怖にとらわれている。緊張や手の震え、赤面といった体の反応に加えて、人前で醜態を演じてしまうといった現実の失敗が起きているときというのは、並べたドミノが勝手に倒れ出しているのを呆然とみつめているようなものである。

パニックの怖さは、自分で自分の状態をコントロールできないことである。言い換えると、破局に向かって、止めどない暴走が起きているのをどうすることもできないと感じることだ。

ワーク パニックになったことはありますか。そのときは、どんな場面で、どんな状況になりましたか。

破局的思考と視野狭窄

コントロールを失って、カタストロフに向かって暴走しているように感じるのがパニックだが、パニックになりやすい人には、特有の思考パターンがある。それは破局的思考と呼ばれる。

破局的思考とは、ごく小さな悪い兆候を、最悪の事態のように受け止めてしまい、「もうダメだ」と絶望的な結論に陥ってしまうことである。まったく大したことでなくても、些細な兆候を極端に悪い方に解釈し、自分で自分を追い詰めてしまうのだ。

たとえば、かつて具合が悪くなったり、失敗したりしたときと少しでも似た状況に遭遇しただけで、またひどいことになってしまうと思い、焦ることで、実際に体調の異変や失敗を引き寄せてしまう。心臓がドキドキするとか、息が苦しく感じるといった些細な兆候に、自分をコントロールできなくなると感じてしまうと、極度の不安から過呼吸になり、本当に発作を起こしてしまう。

体や自律神経の状態は、ストレスだけでなく、運動や周囲の環境によっても絶えず変化している。心拍数や呼吸が何かの拍子に速くなることもある。もちろん緊張することや苦手な状況に置かれることでも、そうした反応が起きる。

しかし、心拍数や呼吸数が増えたからといって、普通はパニックにならない。ところが、過敏になっている人は、そうした自律神経系の変化を、自分をコントロールできなくなる兆候と錯覚してしまうのだ。

破局的思考に陥る場合には、心の視野が狭まる視野狭窄（きょうさく）もともなっている。もう少し大きな視点でみれば、それほど思い詰める必要もないのに、視野が狭まって、悪いことしか目に入らなくなっているため、もうダメだと思ってしまうのだ。

そこから、破局的思考に陥らないためのヒントがみえてくる。有効な一つの方法は、視野を意識的に広くとることである。

ワーク 破局的な思考に陥り、事態を悪化させたことはありますか。その状況について書いてください。

パニックへの対処～コントロールを取り戻す

では、どうすればパニック状態から脱することができるのだろうか。その答えは、コントロールを取り戻すということだ。たとえわずかでも、コントロールできるという感覚を取り戻せば、状況は変わる。

パニックとは、対処できない事態に対する過剰反応だと言える。人は対処できないことにしばしば出会うが、それを放っておけるならば、さほど問題にもならない。

ところが、いますぐ何とかしなければ大変なことになるという過剰反応が加わることで、不安でたまらなくなり、余計に苦しくなってしまう。

コントロールを取り戻すことは、過剰反応の悪循環を止めるということでもある。

しかし、過剰反応するなと言葉で言われても、不安でたまらなくなった状況で、なかなか実行できるものではない。もっと具体的な行動が決まっていた方が、実際に実行しやすいだろう。

①視野を広くとる

過剰反応を止め、コントロールを取り戻すために有効な方法の一つは、視野を広くとるということだ。視野を広くとるということは、周りをよく見るということである。

顔を起こして、ゆっくり周囲を見渡すようにする。相手の反応や周囲の状況を観察するように目を動かし、しっかり見ることを意識しながら行動すると、冷静さを保ちやすい。

逆に悪い反応の仕方は、いまの苦しさや不安にばかり注意をとられ、周囲をきちんと見られなくなってしまうことだ。

冷静さを保つコツは、周囲の状況を客観視することだ。そのために、われわれが心がけるべきことは、自分の反応ではなく、周りを見るということである。

社交不安障害の人は、人の評価や人からどう思われるのかということに過度に敏感になっている。自分の全身に、一挙手一投足に、評価する他人の視線を感じてしまい、まるで視線という粘った糸によってがんじがらめにでもされたかのように、自然で自由な動きを奪われてしまい、思考さえもいつもの自分らしさを失ってしまう。

それは極度の緊張と、それにともなう視野狭窄の結果だが、自分に起きていることがわからず、どんどん深みにはまってしまうのだ。そして、いつもと違う自由の利かない感じに焦り、もがけばもがくほど、トンチンカンな失敗をしてしまい、失笑や嘲笑といった反応が起きると、さらに狼狽し、平常心を失ってしまう。

ここでポイントになるのは、緊張とともに視野狭窄が起きてしまうということだ。緊張するだけでなく、みんなの視線を感じ、自分が緊張しているという感覚に注意を奪われることによって周囲が見えなくなってしまう。

悪いプロセスにはまり込んでしまうかどうかの分岐点は、自分が緊張してしまっているとかみんなから注目されているという感覚に注意が奪われてしまうか、それとも、自分の感覚よりも周囲のことに注意を配分できるかどうかという点だ。

つまり、ある程度緊張したとしても、失敗や混乱の状態に入り込まないためには、注意を周囲に配分し、自分の感覚にばかり向けすぎないことが大事なのである。

スピーチをうまくこなす人でも、まったく緊張しないという人はごく少数だ。多くの人は緊張しながらも、失策や混乱という事態に陥らないように、肝心なところで注意力を保つことができているわけだが、その秘訣は、意識して周囲に注意を向けるということなのである。

できるだけ周りを見る。ゆっくりと聴衆や周囲を見渡す。話しかけやすそうな人、好感がもてそうな人を見つけ出して、その人に語りかけるように話すというのも良い方法だ。そうすることによって、自分の方に意識が向かいすぎるのを防ぐことができる。

その意味で、注意が一点に集中しやすい人ほど、視野が狭くなり、周囲が見えなくなって失敗をしやすいうえに、そうした事態が起きたときに、そこからうまく抜け出せなくなってしまうと言える。

ここで重要になってくるのが、注意を配分する訓練である。自分の周囲を広角な視野で眺め渡すことが、そうした事態に陥るのを防ぐことにつながる。

そこで浮かび上がってくるのは、社交不安障害の人は、「見られている自分」という意識が強すぎるという問題だ。見られているという意識が、自分らしくふるまう自由さを奪ってしまうのである。

その根源は、常に厳しい目で見張られて、ありのままのその人を認めるよりも、良いか悪いか、優れているか劣っているかといった視線で評価されることが多かったという状況に長年置かれていたことだろう。評価されることを意識して、良い自分、優れている自分を見せなければという力(りき)みが生まれ、それが、自然に自分らしくふるまうことを妨げてしまうのだ。

この呪縛を解くためには、「見られている自分」という意識と結びついた、「低い評価(笑われること、貶(けな)されること、期待を裏切ること)への恐れ」を打破する必要がある。「見られている自分」を「見ている自分」へ、評価するのは他人ではなく、自分だという視点への転換が必要なのである。

また、低い評価を恐れるのではなく、低い評価を受けても負けないことこそが格好いいことであり、笑われたり貶されたりするものこそ真の価値があるのだという価値観の転換も必要になる。実際、歴史をひもとけば、真に価値あるものは笑われたり貶されたりするのがむしろ通例であった。

②ゆっくり行動し、ゆっくり呼吸する

コントロールを失いかけているときに有効な対処方法は、呼吸を整えることだ。交感神経が緊張すると呼吸数は増えるため、自覚のないうちに、いつのまにか過呼吸になっ

てしまいがちだ。

過呼吸は、血液中の二酸化炭素濃度を低下させる。血液は、二酸化炭素によって、軽度の酸性に保たれているので、過呼吸になり二酸化炭素が減ってしまうと、アルカリ性になってしまう。その結果、息苦しさやしびれといった異変を感じ、よけい不安を強め、冷静な思考が保てなくなってしまうのだ。

こうした悪循環を防ぐためには、呼吸を意識して、ゆっくりとしたものにする必要がある。しかし、実は呼吸だけを意識しても、うまくいかない。というのも、呼吸は体に起きている生理的な現象なので、ゆっくりしようとするなら、体の動きもゆっくりとしたものにする必要があるのだ。

能楽師になったような気持ちで、ゆっくりと動作すると、自然とゆっくりとした呼吸が生まれる。過呼吸は息を吸いすぎることによって起きるので、吐くことを意識して行うのがポイントだ。ゆっくりと時間をかけて息を吐くようにする。そのとき、少し力を抜くようにする。また、口ではなく、鼻で呼吸するようにする。呼吸が止まっているくらいの感じで、眠っているときのように静かにゆっくり呼吸する。

過呼吸気味になっているときは、吸い込んだときに五つ数えて、その間、呼吸を止めると、早く二酸化炭素の分圧を上げることにつながり、落ち着きを助ける。おなかに手を当て、その動きを感じるのも、呼吸を整えるのに良い方法である。

③対処行動と言い聞かせる言葉

コントロールを取り戻すためのもう一つの方法は、「対処行動」である。ほんの小さなことでも、自分の意思で行動し対処しているという感覚が、コントロールを取り戻すことにつながるのだ。

また、パニックは、自律神経系の反応をともなう情動反応だ。体の反応には体の反応で対抗した方が有効な面がある。対処行動をあらかじめ練習しておいて、実践の場で活用すると、パニックになったり混乱したりするのを防ぐことに大変役立つ。

まず、自分に言い聞かせる言葉をかけよう。それをするだけで自分と少し距離をとり、自身を客観視しやすくなるので、落ち着きを取り戻すのに有効だ。

「落ち着け。よく周りを見て。ゆっくり動いて。ゆっくり呼吸して」という具合に、一つ一つ自分に指示を出す。

自分に言葉をかけながら、対処行動をとっていく。②で述べた呼吸法を行うのも重要な対処行動だ。

それ以外にも、手を握り締める、それを緩める、両手を組み合わせて同じことをする、自分の体をつかむ・たたく、おなかに手を当てる、冷たい水を飲む、といった行動が有効だ。そうした行動を自分の意思ですることによって、自身をコントロールしているという感覚を取り戻すことができる。同時に、これらの行動は、暴走している自律神経系の反応にブレーキをかけるのに役立つ。

人前で話すといった緊張に対処する方法としては、以下のものが効果的である。顔を上げて聴衆を見渡す。一人ひとりの顔を観察してみる。笑顔を浮かべる。肩を上げ下げしたり回してみる。体をくねらせたり揺すぶる。手を握ったり開いたりする。深く吸った息をゆっくり吐き出す。手の甲をさする。冷たい水を飲む。足を動かしたり手遊びをする。体を軽くたたく、など。これらの行動は、すべて緊張を和らげるのを助ける。

自律神経系の反応は、自分ではコントロールできないと思いがちだが、実際には、行動すること、刺激を与えること、呼吸を整えることでコントロールできるし、あらかじめ訓練することによって、さらに上手にコントロールできるようになる。そうした方法によって自律神経の暴走を止め、コントロールを取り戻していくわけだ。

パニックを防ぐためのエクササイズ

とても緊張する場面を考えてください。あなたはそんな場面にいて、いまにも頭が真っ白になりそうです。パニックを防ぐための方法を実践してみましょう。

①周囲をよく見て、「落ち着け」と心の中で言ってください。②呼吸を整えてください。③緊張を緩めるための対処行動を、いくつかやってみましょう。

スピーチによるエクササイズ

テーマを決めて、それについて、フロアの前に立ってスピーチをします（家族や友人、同僚に協力してもらいましょう）。スピーチの内容や項目は、あらかじめ決められたものにしてもかまいません。

今回学んだことに注意して、視野を広くとり、ゆっくりとしたペースで、ときどき対処行動で緊張をほぐしながら、スピーチをしてみてください。

第十章 トラウマ的メカニズムとトラウマ恐怖を乗り越える

神経症的メカニズムとトラウマ的メカニズム

社交不安障害の発症において、これまで重要と考えられてきたのは、人そのものが怖いというよりも、人から受ける否定的な評価が怖く、人を避けるようになるというメカニズムである。

中でも、不安や緊張を感じ、うまくしゃべれない自分が人の目にさらされ、ぶざまな姿を見られることで自分の不完全さが暴露され、ますます否定的な評価を受けてしまうという恐れが、さらに不安や緊張を強めるという悪循環のメカニズムが重視されてきた。

神経質になればなるほど、事態を悪化させるという構造は、神経症と呼ばれる一群の障害に共通するものである。悪いことが起きるのではと不安になればなるほど、悪いことが起きてしまうわけだ。

こうした神経症的メカニズムも確かに重要だが、長年こうしたケースに接していると、彼らが抱えている問題は、必ずしも神経症的メカニズムによってのみ起こるわけではないように思える。人の評価を怖がるというよりも、人そのものを怖がっているという方が、事実に近いケースが少なからず存在するのだ。

というのも、人の評価などほとんど気にしていなくても、対人緊張が強く、人前に出るのを避けたがるケースが、相当数あるのだ。

それらをみていくと、大きく三つのタイプに分けられる。

①自閉スペクトラム症など、遺伝的・発達的要因が強いケース
②養育の問題で起きた愛着障害のケース
③トラウマ体験が原因となり、人間に対する恐怖感や強い不信感をもっているケース

①の場合は、遺伝要因などの先天的要因によって過敏さを抱え、緊張や社交不安を感じやすい。それに対して、②では養育要因によって、③では体験的な要因によって、親や他人に対する安心感が育まれなかったか、損なわれるかして、同じ症状が起きている。

②と③の違いは、②の場合は、物心つくよりも前に起きた体験がかかわっているのに対して、③の場合は、物心ついてからの体験なので、その出来事を回想することができる。

しかし、どちらもトラウマ的な体験の結果だと言える。

①と③が重なったり、②と③が重なることもあるし、三つとも重なる場合もある。

しかし、先天的要因の強い①だけの場合を除けば、多くのケースで、トラウマ的な体験がかかわっている。

ところが、最新の診断基準であるＤＳＭ－５でも、トラウマ的なメカニズムは除外して、神経症的なメカニズムにだけ限定したものとなっている。

しかし、社会不安障害の発症と回復を考える場合、神経症的なメカニズムにばかり焦点を当てて改善を図っても、トラウマ的なメカニズムによって起きている「人が怖い」

「人の目が怖い」「人前で緊張する」という状態を改善するには限界があるように思う。難しいケースほど、トラウマ的なメカニズムが関与している。

社交不安障害の改善を考えていくうえで、トラウマ的メカニズムによって障害が起きているという事実は、決して避けては通れない問題である。

トラウマ的メカニズム

まず、トラウマ的メカニズムがどのようなものか、もう少し詳しく説明しよう。

たとえば、大人が激しく争い、泣き叫ぶ姿を見たり、あるいは自分自身が強く叱られたり、せっかんを受けたりして強い恐怖を味わった場合、その後遺症として、特定のタイプの人や人間全般に対して不安や恐怖を感じるようになる場合がある。トラウマが生じたのである。

そのトラウマがうまく克服されないままになったり、一度克服されかけていたのに、その後、再び恐怖を掻き立てられるような体験をし、トラウマが再強化されたりすると、症状が固定化し持続するようになる。それは、人間に対する恐怖症だと言ってもいいだろう。

そうなると、トラウマの元となった人物だけでなく、それを連想させる存在さえも避けようとしたり、まったく安全な人に対しても、体や感情が勝手に反応して不安を感じたりといった反応が起きるようになる。

場所や状況が似ているというだけでも、不安や不調の記憶と結びつき、拒否反応や体の異変が起きてしまう場合もある。人混みや電車で体調が悪くなった体験は、同じような状況を避けることにつながりやすいし、次の女性のケースのように、その場所が学校だった場合には、学校という場自体に対して苦手意識を引きずってしまうことも珍しくない。

学校恐怖症の女性

現在二十三歳の女性Uさんは、高校二年の途中から学校に行くのが徐々につらくなり、休みがちになった。最初は自分でもどうして行けないのかわからず、周囲も何かいやなことがあったのではないかと尋ねてくるのだが、友人関係でも、学業でも、特別にいやなことがあるわけではなかった。

思い出してみると、それは、ある体調の悪い日から始まっていた。教室で授業を受けていたのだが、気分が悪く、しかし、退出を申し出ることもできず、何とかそのときは耐えとおした。ところが、その後も、ときどき同じような状態が生じるようになり、何となく教室に入るのがおっくうになり、休むことも増えていったのである。

病院でみてもらい、吐き気止めの薬ももらったが、改善せず、三年生になっても、同じような状態が続いた。出席日数ぎりぎりのところを、何とか卒業させてもらったのだ。

専門学校に進んで、楽になるかと期待したが、まともに通えたのは最初の一週間だけで、そこからまた欠席が増えていった。不思議なことに、学校には行けないのだが、夏から始めたバイトには通えている。楽しいと感じる日もある。

バイトに通ってすっかり元気を取り戻したUさんは、やはり行きたかった専門学校なので、もう一年トライしてみることにした。

二カ月ほどは順調にいっているかにみえたのだが、六月に入った頃から、また以前の不安感や不調がぶり返し、行けなくなってしまった。本人も周囲もすっかり悲観しているが、バイトには、相変わらず行けているという。

Uさんの強い不安感や回避は、学校の教室という場面に限局したものだと言える。担当医は、学校にこだわらずに就職を考えた方が現実的であり、また可能性を生かすことにもつながるのではないかと伝え、Uさんは就職した。それから現在まで、問題なく仕事を続けている。

このように、症状が学校に限局したケースも少なくない。そうした場合は、学校にこだわらず、新しい道を考えた方が、道が開けることも多い。

ただ、そこを避けて通れないという場合もある。そのときは、逃げたくなる気持ちを乗り越えながら、段階的暴露療法やフラッディングに取り組むことが必要になるのだが、その成否にかかわってくるのが、実は、第五章で学んだ愛着の仕組みである。

そのことを理解してもらうために、まず不快な出来事が、どのような場合にトラウマになりやすいかを説明しよう。

トラウマ体験が、持続的なトラウマになってしまうメカニズム

同じ体験をしても、それがトラウマとして残ってしまう場合と、そうでない場合がある。安定した愛着には、人をトラウマから守る働きがある。トラウマ体験をしても、安全基地となる人がすぐに話を聞いてくれて、そのつらい体験を共有し、また、そのダメージを解毒するための慰めやいたわりといった措置を施してくれた場合には、持続的なトラウマになってしまうのを防ぐことができる。

逆に、安全基地が機能しない状況でトラウマ体験をすることは、トラウマが慢性化する危険性を高めてしまう。

たとえば、同じようないじめを受ける体験をしたとしても、親や教師などが本人の安全基地として機能している場合と、親や教師に助けを求めても本気で取り合ってくれない場合とでは、ダメージが全然違ってくる。

家庭でも両親が毎日ケンカばかりしているとか、母親がうつで寝込んでいるという場合には、子どもは外で受けたストレスを家庭で解消するどころか、さらに強めてしまい、持続的なトラウマになりやすい。先程のUさんの場合も、母親が過剰反応するところが

あり、困ることがあっても「大丈夫」と平気を装い、本音で相談することができなかった。

トラウマ的恐怖の克服

愛着の仕組みは、トラウマ体験が持続的トラウマになるのを防ぐだけでなく、トラウマ体験を克服することにおいても重要な鍵を握る。

愛着は、安心感の源泉である。愛着が活性化した状態で、トラウマ体験を安全基地となる人と共有し、その後押しのもと、トラウマの対象となったものに向き合い、恐怖を手なずけることができれば、トラウマは完全に克服できる。

トラウマ恐怖は、体に刻まれた（実際には、扁桃体に記憶された）反応であるため、あらがいがたいが、実はその克服はそれほど難しいことではない。

たとえば、子どもの頃に犬にかまれたりすると、犬恐怖症になることがあるが、克服できることの方が多い。犬恐怖症の場合、簡単に克服する方法がある。それは、子犬の段階から犬を飼って育てることだ。

犬に噛まれる経験によって生じた、犬は危険で怖いという認識から、子犬から育てる体験をする中で、犬は危険ではなく可愛い存在だという認識へと、日々の体験の中で学び直すわけだ。

一緒に暮らしをともにするだけでも、犬に対する恐怖感は薄らぐが、子犬のときから育てるというかかわりによって犬への愛着が育まれ、恐怖がなくなるだけでなく、むしろ好きだという反応に変わるのだ。

苦手なことにチャレンジする場合、安心感の拠り所となってくれる人が立ち会うことによって、恐怖や不安が和らぐことは広く知られた事実である。

実際、エクスポージャーに自分の力だけで取り組むこともできるが、多くの場合、その人の努力や意思にだけ任せていても、回避が深刻な場合では、ほとんど進展がみられない。ブレークスルーを引き起こすためには、安全基地となる存在のバックアップや立ち会いが必要である。

注射恐怖の子どもが、平気で注射を受けられるようになるという場合も、安全基地となる存在の助けが鍵を握る。無理矢理注射を行うことによって、脱感作を生じさせることは可能だが、逆に恐怖感が長引き、ときには一生残ってしまうことにもなりかねない。安心を与えながら、チャレンジするということが、克服の王道である。

K君の場合

K君が小学生の頃から母親が不安定で、うつ状態を繰り返していた。「死にたい」と言ったりするので、学校に行っていても母親が死んでしまっているのではないかと気が気でなかった。内気で読書を好み、自分から誰かに話しかけたりすることが苦手だったK君は、クラスでも孤立しがちであった。人前で話したりするのは特に苦手で、授業中も当てられることを恐れて、いつも緊張していた。

他の生徒から言われたことに傷つくことが多かったが、中学二年生のとき、特定のグループの生徒からいじめを受けるようになり、休みがちになる。どうにか高校に進んだものの、そのときの怖さが残り、同年代の子に対して緊張してしまう。友達もできず、行くのがしんどくなって休みがちとなり、一年で中退に追い込まれた。いじめの加害者である元同級生に会わないように、昼間はひきこもっている。駅前を歩くときは、特にびくびくしてしまう。同年代の子が多い通信制よりも、年齢がまちまちで、夜間通える定時制に行くことを選択したが、最初の二年は休みがちであった。

その状況で、十八歳時に著者のクリニックを初めて受診。母親のカウンセリング、本人の診察とカウンセリングという態勢で、サポートがスタートした。

母親の安定化と、医師やカウンセラーが安全基地として機能するようになるにつれて、暗かった表情が次第に明るくなるとともに、登校も安定する。

二年半後、定時制を卒業し、専門学校に進む。そこでは同年代の子というよりも、年下の子がほとんど。なじめるか心配したが、男子生徒が少数だったこともあり、うまく溶け込む。生徒の一人と親しくなり、プライベートでも、やりとりをしている。自分が三つばかり年上であるだけでなく、今までスマホをもったこともなく若い子の文化をまったく知らないことも、面白い個性として受け入れられ、親しみを感じてもらえている。本人は、疲れると言いながら、交際を楽しんでいる。

このK君のように、不登校やひきこもりといった適応障害に陥った社交不安障害のケースは、背景に、いじめなどのトラウマ体験だけでなく、家庭の安全基地機能の低下があることも多い。その結果、誰に対しても心を開けないという状況に置かれてしまっている。

回復の要素やプロセスとして重要な役割を果たしたのは、結局、安全基地の提供と家庭（学校・職場）の安全基地機能の改善だった。そこから主体的なチャレンジが生まれ、自ら安全基地を獲得するように変化が起きたのだ。

専門的なトラウマケアを行う場合も、安全基地となる存在の役割が重要である。

第十一章　回避のもつ意義と本来の自分

青年期の回避と自己確立の課題

社会的場面からの回避が生じる要因として、自分を良くみせようとして、ありのままの自分がさらけ出せない神経症的メカニズム、恐怖体験に基づくトラウマ的メカニズムの二つがかかわっているわけだが、実はもう一つ、もっとポジティブな意味をもつメカニズムがかかわっている場合がある。

それは、青年期に特にみられやすいもので、進路決定や現実的な課題を避けることで、自己を模索する時間を確保しようとするものだ。あたかも幼虫から蛹（さなぎ）となって、成虫への準備をするように、他者とのかかわりや外部からの影響を減らしたり、既成の進路に進むのを一旦やめたりすることで、自己を再構築する時間的、精神的スペースを確保しようとするのだ。

こうした時期は自己確立のために必要で、その期間、人に会う抵抗が強まったり、半ばひきこもり状態になったり、既成の進路からドロップアウトしたりということが起きやすいと言える。

この過程を、ただ「病気」として捉えることは、あまり適切でないかもしれない。もちろんその時期は危機の時代であり、一つ間違えると成虫になり損ねてしまうということも起きるわけだが、本来の成長にともなう必要なプロセスの一つの段階でもあるわけだ。

外に出られなくなっていることや、人に会うことに強い抵抗を示すことを、症状だけで「社交不安障害」と捉えることでは、一部の症状についての説明はできても、本当に起きていることをうまく表現できているとは言いがたいし、ましてや、そこだけを改善しようとしても、うまくいかないということにもなる。

そうした場合、回避を引き起こしている真の課題は何かという視点で考えることも、大切になる。

研究室に行けなくなっていたC子さんの場合

C子さんは、大学四年のとき、卒論（卒業制作）が書けなくなり、そのことを回避しているうちに、卒論を担当するゼミの教授に会いに行くことも、研究室や大学に行くことさえも困難になってしまった。

診察やカウンセリングを受けるようになったのは、その頃からだが、最初の一年間は、まったく大学にも行けないまま、卒論も、ほとんど手をつけられずに過ぎていった。

卒論を書けない理由の一つとして、彼女が語ったのは、自分の作品を親にみられたくないということだった。彼女は、親にほとんど本音を話すことができず、表面的に親の気に入る「良い子」を演じてきたようだった。

そうした傾向は誰に対してもみられ、親友に対しても、本音や悪いことを言うのを避けていた。自分の作るものや表現するものに対しても、自信がもてないでいた。

彼女が取り組むようになったのは、両親、特に母親との関係や、自分のこれまでの人生を振り返り整理することだったが、それはやがて、自分がどうして本音を言うことを避け、表面だけを取り繕うようになってしまったのかということを解き明かすことにもなっていった。

またそのことは、自己表現や自己開示や自己主張を避けているいまの自分の状況を作り出した真の原因を突き止め、それを克服することでもあったのだ。

その地道な作業により、次第に母親が共感するよりも支配するタイプであり、それに従うしかなかったこと、また、父親の転勤のため学校を変わることも多く、新参者として相手に合わせ、本音を言うことを避ける傾向を強めてきたことがわかってきた。

その一方で、日本語ボランティアの仕事に応募し、外国人の女性の話し相手になる仕事にチャレンジしたり、動きが止まっていた卒論の取材のため、旅行をしたりした。だが、その年はまだ卒論にまとめることはできず、教授に会いに行くこともできなかった。

しかし、次の年から、卒論を書き上げて卒業したいという目標を口にするようになり、それに向けて取り組むようになった。母親に対して、これまで遠慮していたことも言うようになり、関係が少しずつ変わっていった。

卒論の制作も進んだが、教授にみてもらって助言を受けるということがどうしてもできない。期限が近づいてきたため、リミットを設定して、アシスタントの先生にアポをとり、一人では行けないかもしれないので友人にも協力してもらい、一緒に行くという段取りまで整えたのだが、結局当日になると気持ちが負けてしまい、友人の助けも先生とのアポもキャンセルしてしまった。

そのことを報告に来たときは、さすがに本人も落胆した様子だったが、そうした悪い状況をちゃんと話せるということ自体が大きな改善だと受け止め方を切り替え、ここまで来れば、もう失うものは何もないのではないか、研究室に行くだけ行って、でき上がっている分だけでも預けてきてはどうかと提案し、本人も再チャレンジしてみると答えた。

その後、彼女は研究室に行くことができ、教授がいなかったため、アシスタントの先生に論文を渡すことができた。

すると教授からメールが来て、論文を受け取ったこと、今回は期日に間に合わないが、今後のことを話したいので、近いうちに研究室に来てほしいことが伝えられたのである。

彼女は、もう逃げなかった。教授に会ったのは、二年ぶりくらいであった。教授から、どうしたいのかと問われ、今年度間に合わなくても、卒論を完成させて、卒業したい旨を答えた。それなら、できるだけ力になりたいと教授から言ってもらい、これまでの閊えが一つ取れたようだった。

翌年度は、定期的に研究室に顔を出し、卒論も指導に従って進めることができ、三年遅れではあったが、卒業することができた。

かつては、就職のことなど一切考えられなかったが、就職のための職業訓練を受講したり、面接に出かけ、やりたいと思うようになった仕事に就くことができた。

回避の背景にある真の課題

C子さんのようなケースは、青年期の学生にはとても多いものだと言える。就職や進路選択の回避にはアイデンティティの課題も絡み、自分が何をなすべきかという根本的なところで答えが得られずに、人生を一時停止にして、自己の模索をするという状態だと言える。

学校や研究室に行けない、先生や学友に会えない、ゼミで発表したり卒論を指導してもらったりするのが負担、就職の説明会や面接に行くのを避ける、といった状態は、症状だけをみれば、社交不安障害に似ているし、実際そう診断される場合もある。

しかし、その本質は、自己確立のための模索の時間を確保しようとして、現実的課題を一時的に回避しているのだと言える。

目の前の課題をさっさとやり遂げ、卒業し、就職してしまえばいいというわけではない。その人にとって、それが必要な回避かもしれないという点も念頭に置く必要があるわけだ。

しかし、回避する楽さに慣れてしまって、社会的、精神的筋力が低下してしまうという事態に陥るのも、由々しきことである。

精神的寝たきりの人生が、二、三年続くことは必要かもしれないが、五年も十年も続いてしまうと、やはりマイナスの影響が大きくなってしまう。

回避を有意義なものにするためにも、その背景にある真の課題を見据えたサポートが必要だと言える。

回避の背景にしばしばみられる課題

回避の背景にしばしばみられる課題としては、次のようなものが多いと言える。

①アイデンティティや自己確立の課題
②親からの支配など親子関係の課題
③親への依存と自立に対する不安
④高すぎるプライドや現実的でない願望など自己愛の課題
⑤虐待やいじめ体験に由来する対人恐怖
⑥過敏性や社会性、コミュニケーション能力の課題（発達障害、愛着障害のいずれでも起こり得る）
⑦現実対処能力や力量の不足と自信のなさ
⑧克服されていない劣等感

これらの課題は、誰しもが成長の途上で抱えるものでもあり、自立して社会にこぎ出さねばならない青年期にはことさらに強まる。手痛い失敗をしたり傷つく体験をすると、課題に立ち向かうよりも、そこを避けて、プレッシャーのない環境にひきこもって過ごしたい気持ちが強まる場合もある。

ある時期、そうすることで自分を守りながら、捲土重来（けんどちょうらい）を期すということも大事である。本人が気持ちを立て直そうとしているのに、早く動けと周りが急かすことは、しばしば逆効果になる。

しかし、回避してばかりでは、克服のチャンスはやってこない。どこかで逃げることをやめ、課題や困難に立ち向かっていくことが、いずれは必要である。

そのときがどういうタイミングでやってくるかは、その人その人で違っているのだが、自分の中である程度納得がいく内的回復の段階と、外からのきっかけによって、それが現実の行動となって表れる外的回復の段階があるようだ。

内的回復と外的回復の境目では、その人のスイッチが切り替わる瞬間が、きっかけとなる出来事とともにやってくることも多い。

自分の人生から逃げない

ドトールコーヒーの創業者である鳥羽博道（とりばひろみち）氏は、対人恐怖や赤面恐怖に悩んだ一人だった。鳥羽氏の父親は東京美術学校（現東京芸術大学）で日本画を学んだ画家だった。しかし、絵では成功できず、刀剣を商ったり、日本人形の目玉を作る仕事をしたりして生計を立てていた。鳥羽氏が九歳のとき、母親が亡くなり、五人の子どもがいる一家の暮らしは大変だった。

職人気質の父親は、短気で、横暴なところもあり、鳥羽氏はいつも戦々恐々としていたようだ。職人としての父親の腕は確かだったが、商売には向かず、まだ中学を出たばかりの鳥羽氏が、営業や金銭管理を任せられるようになっていた。

とはいえ、鳥羽氏も人前に出るとすぐに顔が赤くなり、汗が噴き出すような状態であったから、外回りをさせられることは気苦労の連続だった。それでも生活のために仕方なく、まだ十六歳の鳥羽氏は、高校に通いながら、商品の卸しや集金にかけずり回っていたのである。

ところが、秋のある日、売上金がいくら計算しても合わない。それに激怒した父親から、「この腰抜けが」と罵られた鳥羽氏は、つい口答えしてしまう。

父親はさらに激高すると、日本刀をもち出して、「ぶった斬る！」と上段に振りかざしたという。恐怖にとらわれた鳥羽氏は、裸足のまま家を飛び出すと、そのまま十五キロも離れた親戚の家に逃げ込んだ。幼い弟たちのためと我慢し続けてきたが、ついに忍耐も限界を超えてしまったのだろう。

翌朝鳥羽氏は、家に帰らず、叔父にもらったわずかの金を手に、自分の人生を切り開くべく、東京に向かったのだった。高校を中退することも覚悟のうえだったという。

それから住み込みでレストランのコックの見習いなどをした。そんな鳥羽氏が覚えた楽しみは、毎朝、店のコーヒーを淹れることだった。豆から作ったコーヒーのおいしさに感動し、興味をもつようになったのだ。

喫茶店に移って働きながら、コーヒーについて本格的に学び始めた。その矢先、店主がブラジルに渡ったため、店は閉鎖になる。幸いその店にコーヒーを卸していたコーヒー製造会社に就職することができたのだが、任されたのがコーヒー豆の営業だった。

何しろ赤面恐怖に対人恐怖がある鳥羽氏である。飛び込みで訪問した先で、初対面の客に言葉巧みにセールスするといったことは、もっとも苦手とするところだった。

いっこうにコーヒー豆も売れず、何度も辞めようかと思ったという。だが、鳥羽氏はまた逃げ出すのはいやだと、踏みとどまった。

どうすればいいのかと思い悩んだ末、鳥羽氏は、上手にセールストークをするよりも、お客さんのためになることをしようと発想を変える。店が忙しいときに手伝ったり、使い勝手がいいような小物雑貨を買っていったりした。

そんな努力が実って、鳥羽氏は営業成績トップにのし上がる。それは、顧客目線に立った店作りという鳥羽氏のその後の成功をもたらすコンセプトにもつながっていった。


対人緊張が強い人には、親が厳しかったり、押さえつけられて育っていたりする人が少なくないが、鳥羽氏の場合も、母親を早く亡くしたうえに、横暴な父親の顔色をうかがいながら暮らすという状況が、対人恐怖に関係していたと思われる。

だが、鳥羽氏は対人恐怖の症状に縛られ、自分の人生を諦めるのではなく、そうした症状を抱えていても、生きるために逃げるわけにはいかないと、自分なりにできることを考えて努力し続けた。

逃げずに踏ん張り続けたことが、結果的に成功をもたらしただけでなく、症状を克服することにもつながったと言える。

ガンジーは、いかに克服したか

インド独立の父として、今日でも多くの人から敬愛されるガンジーは、子どもの頃から引っ込み思案で、臆病で、不安や緊張が強く、とても一国のリーダーとして活躍しそうなタイプではなかった。

人一倍恥ずかしがりやで、誰とも交際するのを避け、授業が終わると、友達と接触しないで済むように、走って家に帰るほどだった。

インドの大学に進むも適応できず、活路を求めてイギリスに留学することにするが、引っ込み思案は相変わらずで、彼は母親との約束を守って菜食主義を通していたので、食べるものにさえ苦労した。それでも親切な何人かの人に出会って、少しずつ会話も楽しめるようになったが、人数が多い集まりは苦手で、気後れして黙り込んでしまうのだ。

三年間の留学を終えてインドに帰国する前夜、スピーチをしなければならなかったときも、せっかく原稿を用意していたのに、最初の一言を話したところで滞ってしまい、予定していた話は何もできないまま、スピーチを終えたのだった。

インドに帰って弁護士として働き始めるが、その船出でいきなり試練に遭遇する。最初に法廷に立ったとき、ガンジーは緊張のあまり、体も頭もふらふらになり、一言もまともに発することができないまま、自ら弁護人の任を辞退したのだった。

彼はすっかり自信をなくし、弁護士としてではなく、教師として働くことも考えたが、幸か不幸か採用されなかった。仕方なく、彼は文書を代書する仕事で何とか食いつないでいた。

しかし、そんな生活にも、賄賂や縁故がまかり通るインド社会にも嫌気がさしたガンジーは、外国での訴訟手続きに弁護士を求めているという話を聞いて、飛びついた。ところが、彼が飛び込んでいった先が、人種差別の激しい南アフリカだったのである。

南アフリカに着くなり、彼は人種差別の洗礼を受ける。一等車の切符をもって乗車していたのに、貨車に移れと言われ、拒否すると荷物ごと列車から放り出されたのだ。

彼は駅のベンチで一晩過ごしながら、じっくり考えた。こんなひどいところは逃げ出して、即刻インドに帰るべきか。任された仕事だけ終えたら、すぐさま帰るべきか。それとも、どんな苦難に遭おうと、人種差別という病根と戦うべきか。

彼は最後の選択肢を選ぶことにした。もう逃げたくないと思ったのだ。

だが、ガンジーの苦難は始まったばかりだった。乗合馬車では、客席ではなく御者(ぎょしゃ)の隣に座らされ、ホテルでは空き室があるのに宿泊を拒否された。歩道を歩いていると、警官にいきなり蹴り倒されたりもした。歩道は白人しか歩いてはいけなかったのだ。

プライドと正義感が人一倍強いガンジーは、身もだえするほどの怒りにとりつかれる。しかし、それは彼が知らなかっただけで、南アフリカで暮らすインド人のすべてが味わっている屈辱と艱難(かんなん)であった。

最初は私憤(しふん)から始まったことだが、彼はいつのまにか南アのインド移民の人権問題にたずさわるようになっていく。

次々と人に会って情勢や意見を聞き、対策を練り、連絡会議を立ち上げる。そして、気がついたら、あれほどの引っ込み思案も人前でまともに話せなかったことも、どこかに消し飛んでいた。彼は運動を指導するリーダーとして、その活躍が母国インドでも知られる存在となっていく。

すべてはもう逃げないと心に誓った、あの駅のベンチでの決意から始まっていた。どんな目に遭おうと逃げずに、目の前のやるべきことに必死で取り組んでいるうちに、彼を苦しめていた社交不安障害という症状はなくなっていたのだ。怒りと正義を求めるエネルギーが、彼を縛っていた不安という束縛を打ち砕いたのだ。

運命の声に応える

自分の人生というものは、自分のものではあっても、九割以上は外的な要因によって決められているとも言える。

どういう親をもつか、どういう境遇に生まれてくるかは無論のこと、どういう仕事を選ぶかとか、どういう人に出会うかといったことも、すべて思い通りに自分の意思だけで決められるわけではない。

ほとんどが、偶然の出会いやきっかけによって生じることである。

だが、そうした偶然にすぎないような外からのきっかけが、大きなチャンスにつながったり、その人の人生を変える転機になったりする。

大ピンチに思えるような事態も、逆にその人を解放して新たな世界に乗り出させたり、それまでの困難を克服するチャンスになったりする。単なる偶然にすぎないことでも、その人にとってはまさに運命の声として、「変われ」と呼びかけているのだ。

チャンスを生かすためには、自分の課題や直面している問題から逃げずに向き合うとともに、オープンな気持ちで新たな可能性に心を開き、外から呼びかけてくる運命の声に応えることも大事に思える。

おわりに
私自身の体験から

私自身の話になるが、中学生の頃から次第に人の目を気にするようになり、それが高じて、後から思えば赤面恐怖や視線恐怖と呼ぶべき症状にひそかに苦しむようになった。それを紛らわすために、わざと相手をにらみつけるように見たり、強気にふるまったりした。

高校の頃までは何とかそれでごまかせていたが、大学生になった頃から対人緊張が一段と強まり、ある時期からは、アルコールが入らないと、言いたいことがしゃべれなくなった。それで、いつしかアルコールに頼るようになったのだが、そうなると素面(しらふ)でいることが恐ろしくなり、ますます対人緊張が強まって、とうとう大学にも行かなくなった。

憧れるのは、人に会わなくてもいい仙人のような暮らしで、哲学書をかじったりしながら、日が暮れるまでベッドの上で過ごし、外が暗くなると、おもむろに活動を始めるという具合だった。

コウモリのような暮らしをしていたせいか、妙に色ばかり白くなり、不健康そのものの雰囲気を漂わせていたが、一旦回避のスパイラルに陥ると、そこからどうやって脱出すればいいのかわからずに、自分でもなすすべがなくなっていた。

ただ、慰めといえば、同病の人が身近にいて、その人は、大学生活が八年目だという兵(つわもの)だった。彼に比べれば、私はまだ序の口というわけだ。

そんな状況から抜け出す最初のきっかけは、とうとう留年してしまい（正確には、降年という制度があって、学年が上がらないどころか、一つ下がってしまった！）、その結果、奨学金が止まってしまったことだった。兵糧攻め(ひょうろうぜ)めを食らったようなものだ。

貧しい両親の仕送りでは、到底暮らしていけず、何とか生活費を稼ぐしかなくなった。しかし、どうすればいいかわからず困っていると、世知(せち)に長(た)けた男が、塾か予備校で教えるのが効率がいいよと教えてくれ、面接に受かる方法まで伝授してくれた。

その方法というのは、胸を張って「自信があります。任せてください」と断言し、はったりをかますというものだった。

私は感心して聞いていたが、実際の面接で、私の口から出たのは、「僕にできるでしょうか？」という、はなはだ自信のない言葉だった。塾長は、私の青白い顔をみて不安そうにしながらも、他になり手がなかったのか、採用されることになった。

小中学生に教えながら気づいたのは、子どもたちといると、同年代の人と一緒にいるほど緊張しないで済むということだった。熱心に教材を準備し、テストの採点をした。大学の勉強よりよほど真面目にやった。子どもたちと接していると、久しぶりにリラックスしている自分を感じることもあった。電車とバスを乗り継いで、通うのに一時間以上もかかったが、不思議と一度も休まなかった。私にとっては、格好のリハビリになったと言える。

その後、医学の道に方向転換するのだが、精神科医となって働き出してからも、私にとっては患者さんと話しているときが一番心安らぐ時間であり、同僚との集まりやアカデミックな会合というのが苦手で仕方がなかった。

そういう機会を可能な限り避けているうちに、ここでも回避の悪循環が起き、人前で話すのがすっかり苦手というか、できなくなってしまった。

あるとき、同僚の女性から、「もったいない人生ね。逃げるのをやめたら、もっと違う生き方ができるのに」と言われた。そのときも、その言葉が聞こえなかったかのように素知らぬ顔を装っていたが、その実、彼女の一言は私の胸に突き刺さったまま残った。

それから、さらに二年ほど経った頃、あるチャンスが私に巡ってきて、またいつも通り回避しようとした瞬間、その言葉がよみがえってきた。ここは一丁逃げないで、やってみよう。私は思い直し、そのチャンスにチャレンジした。

それから、同じような場面が来るたびに、同じ言葉を心の中で繰り返すようになった。「迷ったら、やってみる」というのが、それから私の指針となった。

それを何年か実践しているうちに、経験の幅やチャンスが広がっていった。気がついたら、私は人前で原稿もなしで講演したり、マスコミのインタビューを受けたりすることも、割合平気になった。本書で述べてきた克服のためのノウハウには、そんな私自身の経験から得た極意を込めたつもりである。何か克服のヒントやきっかけとなってくれたら、同じ困難と戦ってきたものとして、何よりの喜びである。

最後に、本書の完成まで、いつもながら根気よく待ち続け、きめ細かなご配慮を頂いた幻冬舎新書編集部の四本恭子氏に、心からの感謝を記したい。

二〇一八年十一月

岡田尊司

主な参考文献

『DSM-5 精神疾患の診断・統計マニュアル』髙橋三郎、大野裕監訳、染矢俊幸、神庭重信、尾崎紀夫、三村將、村井俊哉訳・二〇一四・医学書院
『フロイト著作集9 技法・症例篇』フロイト著、小此木啓吾訳・一九八三・人文書院
『神経衰弱と強迫観念の根治法』森田正馬・一九五三・白揚社
『森田正馬評伝』野村章恒・一九七四・白揚社
『対人恐怖の人間学 恥・罪・善悪の彼岸』内沼幸雄・一九七七・弘文堂
『社交不安障害』(エビデンス・ベイスト心理療法シリーズ)カレン・ロワ、マーチン・M・アントニー著、五十嵐友里、兼子唯、鈴木伸一、金井嘉宏、大月友訳・二〇一一・金剛出版
『不安障害の認知行動療法〈2〉社会恐怖―不安障害から回復するための治療者向けガイドと患者さん向けマニュアル』ギャビン・アンドリュース他著、古川壽亮監訳・二〇〇四・星和書店
『ユング自伝 ―思い出・夢・思想―』ヤッフェ編、河合隼雄、藤縄昭、出井淑子訳・一九七二・みすず書房
『ガンジー自伝』ガンジー著、蠟山芳郎訳・一九八三・中公文庫
『生きるのが面倒くさい人 回避性パーソナリティ障害』岡田尊司・二〇一六・朝日新書

"Cognitive Behavioral Therapy for Social Anxiety Disorder"
(Practical Clinical Guidebooks) Stefan G. Hofmann,
Michael W. Otto., 2017. Routledge.

幻冬舎新書 534

社交不安障害
理解と改善のためのプログラム

二〇一九年一月三十日　第一刷発行

著者　岡田尊司

発行人　見城　徹

編集人　志儀保博

発行所　株式会社　幻冬舎

〒一五一─〇〇五一　東京都渋谷区千駄ヶ谷四─九─七
電話　〇三─五四一一─六二一一（編集）
〇三─五四一一─六二二二（営業）
振替　〇〇一二〇─八─七六七六四三

ブックデザイン　鈴木成一デザイン室

印刷・製本所　中央精版印刷株式会社

GENTOSHA

検印廃止

Printed in Japan　ISBN978-4-344-98535-3 C0295
お-6-11

幻冬舎ホームページアドレス http://www.gentosha.co.jp/
＊この本に関するご意見・ご感想をメールでお寄せいただく場合は、comment@gentosha.co.jp まで。